Anaesthesiology and Resuscitation
Anaesthesiologie und Wiederbelebung
Anesthésiologie et Réanimation

86

Editors

Prof. Dr. R. Frey, Mainz · Dr. F. Kern, St. Gallen
Prof. Dr. O. Mayrhofer, Wien

Managing Editor: Prof. Dr. M. Halmágyi, Mainz

Intensivtherapie im Alter

*Bericht über das Symposion über Anaesthesie
und Intensivtherapie im Alter
am 6. und 7. Oktober 1972 in Mainz*

Herausgegeben von

K. Lang, R. Frey und M. Halmágyi

Mit 43 Abbildungen

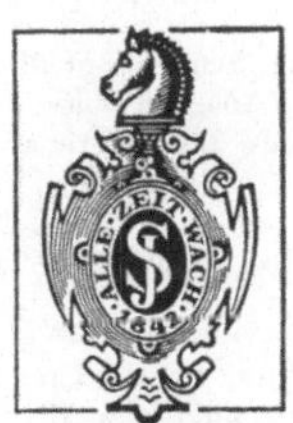

Springer-Verlag Berlin Heidelberg GmbH

ISBN 978-3-540-07049-8   ISBN 978-3-662-00953-6 (eBook)
DOI 10.1007/978-3-662-00953-6

© by Springer-Verlag Berlin Heidelberg 1974.

Ursprünglich erschienen bei Springer-Verlag Berlin Heidelberg New York 1974

Library of Congress Cataloging in Publication Data. Symposium über Anaesthesie und Intensivtherapie im Alter, Mainz, 1972. Intensivtherapie im Alter. (Anaesthesiologie und Wiederbelebung; 86). Bibliography: p., Includes index. 1. Geriatrics - Congresses. 2. Geriatric anesthesia - Congresses. I. Lang, Konrad, ed., II. Frey, Rudolf, 1917-, ed., III. Halmágyi, Miklós, ed., IV. Title., V. Series: Anaesthesiology and resuscitation; 86. [DNLM: 1. Geriatric nursing - Congresses. 2. Intensive care units - Congresses. 3. Nutrition - In old age - Congresses. W1 AN104E v. 86/WX218 S98i 1972]. RC952.A44 1972.   618.9'7.   74-23376

Der Anteil der alten Leute an der Bevölkerung nimmt immer mehr
zu, denn die Verbesserung der Methoden der Wiederbelebung,
Anaesthesie, Infektionsbekämpfung und der Fortschritte auf dem
Gebiet der Geriatrie haben in den letzten 100 Jahren zu einer
Verdoppelung der Lebenserwartung geführt.

Die Zahl der alten Patienten nimmt auch auf unseren Intensiv-
therapiestationen zu. Eine spezielle Beschäftigung mit den Besonderheiten der Intensivtherapie in den extremen Altersgruppen
hat sich deshalb als notwendig erwiesen. Das Mainzer Symposium
über die Intensivtherapie im Alter faßt die Vorträge der ver-
schiedensten Fachgebiete zusammen: Grundlagenforscher, insbesondere physiologische Chemiker, Internisten, besonders Geriater,
und Anaesthesisten, besonders auf dem Gebiet der Intensivpflege
arbeitende "Reanimatologen", haben sich zusammengefunden, um
das Problem der geriatrischen Intensivtherapie von allen Seiten
zu beleuchten.

Möge der vorliegende Band vor allem den in unseren Krankenhäusern tätigen Anaesthesisten ein Ratgeber und Nachschlagewerk
bei ihrer verantwortungsreichen Tätigkeit sein!

Mainz, im September 1974   RUDOLF FREY

Inhaltsverzeichnis

VERZEICHNIS DER REFERENTEN

BARTELS, O., Dr., Medizinische Klinik mit Poliklinik der Universität Erlangen-Nürnberg

BERG, G., Prof. Dr., Medizinische Klinik mit Poliklinik der Universität Erlangen-Nürnberg

BRAUCH, K., Prof. Dr., Krankenhaus München-Schwabing, III.Med. Abteilung, München

BUDDECKE, E., Prof. Dr., Institut für Physiologische Chemie der Universität Münster/Westf.

COPER, H., Prof. Dr., Institut für Neuropsychopharmakologie der Freien Universität Berlin

DICK, W., Prof. Dr., Department für Anaesthesiologie der Universität Ulm/Donau

DÖLP, R., Dr., Department für Anaesthesiologie der Universität Ulm/Donau

ECKART, J., Prof. Dr., Anaesthesieabteilung im Klinikum rechts der Isar der Techn. Universität München

HEINITZ, M., Dr., Westfälisches Landeskrankenhaus, Geseke/Westf.

HEPP, H.D., Prof. Dr., Krankenhaus München-Schwabing, III.Med. Abteilung München

LEWANDOWSKI, A., Dr., Cetralny Szpital Kloejowy, Warszawa/Miedzylesie, Polen

LORBACH, A., Dr., Anaesthesieabteilung im Klinikum rechts der Isar der Techn. Universität München

NÖCKER, J., Prof.Dr., Medizinische Klinik, Städt.Krankenhaus, Leverkusen-Schlebusch

ROMMELSPACHER, H., Prof. Dr., Institut für Neuropsychopharmakologie der Freien Universität Berlin

SCHAAF, A.Dr., Institut für Anaesthesiologie der Freien Universität, Klinikum Steglitz, Berlin

SCHLETTWEIN-GSELL, D., Dr., Institut für experimentelle Gerontologie Basel, Schweiz

SCHUBERT, R., Prof. Dr., Vorstand der II. Med. Klinik, Städt. Krankenanstalten Nürnberg

SWENDSEID, M.E., Prof. University of California, School of Public Health, Center for Health Sciences, Los Angeles, California, USA

TEMPEL, G.,Dr., Anaesthesieabteilung im Klinikum rechts der Isar, München

Problematik des alten Menschen im Krankenhaus

R. Schubert

Die Frage der "Problematik des alten Menschen im Krankenhaus"
kann außerordentlich vielseitig ausgelegt und auch beantwortet
werden. Auf der Seite der alten Patienten sind psychologische
Umstellungen zu nennen, die zu starken Belastungen führen können; so die meist plötzliche Lösung aus gewohnter Umgebung, aus
dem Kreis der Familie oder aus dem Altenheim. Ein anderer
schwieriger Fragenkomplex ergibt sich aus den Verhaltensweisen
im Rahmen der ärztlichen und pflegerischen Betreuung.

Entscheidend wichtig aber ist bei Klinikaufnahme der <u>intensive
diagnostische und therapeutische Einsatz</u>. Eines der großen
und schwierigen Probleme in der Geriatrie lautet einfach for-
muliert: Was muß getan werden, um auf schnellem Wege eine diagnostische Sicherung zu gewinnen, um dann baldmöglichst eine
wohldurchdachte optimale Therapie einleiten zu können? Dem Ein-
wand, diese Zielsetzung sei allzu lapidar, kann durch die Tatsache begegnet werden, daß sich mit steigendem Alter das Feld
der Differentialdiagnostik und Differentialtherapie nicht nur
wesentlich vergrößert, sondern auch noch erheblich schwieriger
wird. Der Grund hierfür liegt in der Multimorbidität, deren
praktische Bedeutung erst vor wenigen Jahren in vollem Ausmaß
richtig erkannt und einer systematischen klinischen Überprüfung
zugeführt wurde.

Wir verstehen unter <u>Multimorbidität</u> das gleichzeitige Auftreten
mehrerer, ja vieler Krankheiten, die behandlungsbedürftig sind.
Diese <u>Gesamttherapie</u> darf aber <u>nicht synchron</u> erfolgen. Es muß
unter allen Umständen verhindert werden, daß der alte Kranke
durch eine allzu massierte Synchrontherapie mehr gefährdet wird,
als dies durch die Krankheiten selbst schon geschieht.

Es ergibt sich hieraus die oft lebensentscheidende Frage: Wie
kann das häufig äußerst vielseitige Krankheitsbündel in richtiger Form aufgelöst werden? Die eindeutigen <u>Schwerpunktsdiagno-
sen</u> mit entsprechender <u>Schwerpunktstherapie</u> müssen zudem schnell
gefunden werden. Die Behandlungsformen müssen zeitlich,qualita-
tiv und auch quantitativ aufeinander abgestimmt werden, und
eine ungezielte symptomatische Polypragmasie, zu der der Symp-
tomenreichtum gerade bei alten Patienten verleitet, muß einer
gekonnten <u>Polypragmasie</u> weichen, die sich nach der Wertungs-
skala der einzelnen Schwerpunktsdiagnosen zu richten hat.

Die Frage lautet: Welche <u>Systematik</u> muß Anwendung finden, um
die Multimorbidität diagnostisch zu differenzieren? Hierzu
dient einmal die Entwicklung einer Krankheit. So können wir
<u>primäre Alterskrankheiten</u> von alternden Krankheiten trennen.
Als primäre Alterskrankheiten sind zu nennen der Altersdiabetes, die degenerativen Erkrankungen des Bewegungsapparates,
die Arthrosen und die vielseitigen zentralen und peripheren

Erscheinungsformen der Arteriosklerose. Geradezu als Modell für
die <u>alternden Krankheiten</u> ist wieder der Diabetes mellitus zu
nennen, und zwar der in der Jugend erworbene, der mit dem Patienten unter Insulinhilfe kontinuierlich altert. Das Ulcus duode-
ni, das in jugendlichen und mittleren Lebensjahren erstmals auftritt, wird <u>in Intervallen</u> mit seinem Patienten älter. Eine
dritte Gruppe von Krankheiten weist keine kausale oder zeitliche Bindung an das Alter auf; wir sprechen hier unverbindlich
von <u>Krankheiten im Alter</u>; allerdings können auch diese Besonderheiten erkennen lassen, die durch das Altersmilieu bedingt
sind.

Eine weitere Möglichkeit, das Krankheitspaket der Multimorbidität zu entwirren, besteht in der Differenzierung der kombinierten und komitierenden Erkrankungen. Die <u>Kombinationskrankhei-
ten</u> sind durch meist leicht überschaubare Kausalzusammenhänge
gekennzeichnet, die nicht selten geradezu <u>kettenreaktiv</u> verlau-
fen. Hierfür ein einfaches Beispiel: Die akute Bronchitis wird
chronisch und führt zur sog. erworbenen Altersbrochiektasie mit
rezidivierender zirkumfluierender Bronchopneumonie und letztlich vielleicht sogar zum Lungenabszeß. Die <u>komitierenden Krank-
heiten</u> (comitari=begleiten) weisen keine unmittelbaren Zusammenhänge auf, sie werden häufiger als die Kombinationskrankheiten
gefunden, und bei verstärktem Auftreten sind sie oft ein gefährlicher Anlaß zu therapeutischer Polypragmasie.

Die graphische Darstellung (Abb.1) läßt die an vier Stichtagen
gewonnenen diagnostischen Ergebnisse bei 919 Patienten meiner
Klinik erkennen. Die hohen Säulenreihen machen die Zunahme der
Mehrdiagnosen mit steigendem Alter deutlich. Die beiden unteren
Säulenreihen geben die Verteilung und auch hier die Zunahme bei
anwachsenden Dezennien wieder, und zwar bei den kombinierten
(unten) und komitierenden Krankheiten.

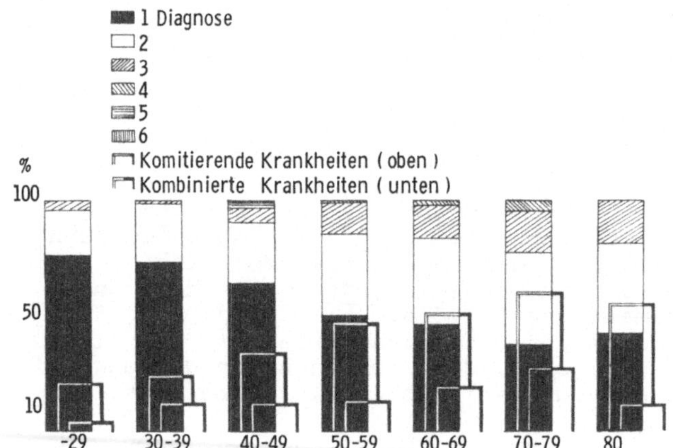

Abb. 1. Die an 4 Stichtagen gewonnenen diagnostischen Ergebnisse
(Multimorbidität) bei 919 Patienten.
Hohe Säulenreihen: Zunahme der Mehrdiagnosen mit steigendem Alter. Beide untere Säulenreihen: Zunahme der kombinierten (unten) und komitierenden Krankheiten mit steigendem Alter

Bei der Differenzierung der Multimorbidität müssen insbesondere in der Geriatrie auch die sog. stummen Krankheiten Berücksichtigung finden; sie sind in der Phase des akuten Therapieeinsatzes nicht behandlungsbedürftig, müssen aber bei der Therapieplanung der Grundkrankheit beachtet werden, um eine Aktivierung derselben zu verhindern. Als Beispiel nenne ich die Cortisontherapie beim Altersasthmatiker, der vor nicht allzu langer Zeit eine aktive Tuberkulose überstanden hat. Selbstverständlich wird man sich bei einem schweren und sonst therapieresistenten Status asthmaticus dennoch zu einer hochdosierten, aber kurzfristigen Cortisontherapie entschließen, und zwar unter tuberkulostatischem Schutz. Großzügiger können wir verfahren, wenn die stumme Zeitspanne schon sehr lang geworden ist, so bei den Jugendtuberkulosen mit calcifizierten Drüsen.

Neben klinischen Erfahrungen über die Multimorbidität in der Geriatrie möchte ich Ihnen auch einige Zahlen mitteilen, die die Häufigkeitsverteilung der einzelnen Krankheiten erkennen lassen. Eine Arbeitsgruppe meiner Klinik kam zu folgenden Ergebnissen, die mit neuzeitlichen Rechenmethoden gewonnen wurden. Mein Mitarbeiter LINDNER hat an anderer Stelle hierüber vorgetragen. Zur Auswertung kamen 2000 klinische Patienten, 1000 Frauen und 1000 Männer. Unter diesen wurden 786 Einzeldiagnosen festgestellt. Die Kasuistik wurde nach Lebensdezennien und sexualdifferent aufgeschlüsselt. Wider Erwarten fand sich nun, daß bei diesen 786 Diagnosen bereits an 18. Stelle die 5%-Grenze unterschritten wurde. Die 1%-Grenze lag bei der 70. Position. Hieraus kann abgeleitet werden, daß über 700 Diagnosen in einer Häufigkeit von weniger als 1% vertreten sind. Die 18 häufigsten Krankheiten, die mit ihren Einzelzahlen bei Geschlechtsdifferenzierung aus der Tabelle 1 hervorgehen, kehren so oft wieder, daß 50% aller durchschnittlich aufgetretenen Erkrankungen bei Männern und 56,1% bei Frauen lediglich auf diese 18 Krankheiten zurückzuführen sind.

Tabelle 1. Übersicht über die häufigsten Erkrankungen bei einer Stichprobe von 1000 Männern und 1000 Frauen

Erkrankung	m.	w.	Erkrankung	m.	w.
1. Herzinsuffizienz	145	272	10. Cholelithiasis	30	168
2. Hypertonie	125	195	11. Leberzirrhose	104	66
3. Diabetes mellitus	148	155	12. Karzinome	68	65
4. Harnwegsinfekt	156	131	13. Adipositas	34	61
5. Arteriosklerose	93	114	14. Lungenemphysem	111	58
6. Angina pectoris	99	80	15. Struma	19	54
7. Varikosis	21	79	16. Apoplexie	57	47
8. Spondylosis deform.	57	77	17. Myokardinfarkt	83	20
9. Pneumonie	67	76	18. Intoxikationen	96	182

Die Multimorbidität setzt sich somit zu 50% aus häufigen Krankheiten zusammen, die andere Hälfte sind seltenere Erkrankungen. Ich möchte darauf hinweisen, daß die Intoxikationen insofern eine Sonderstellung einnehmen und daher an letzter Stelle extra aufgeführt wurden, als wir an unserer Klinik eine spezielle Entgiftungsstation mit hoher Frequenz (über 7000 Vergiftungen in

10 Jahren) haben. Die abfallende Zahlenreihe orientiert sich nach den Erhebungen bei den Frauen.

Auf das geriatrische Krankengut bezogen, finden sich bei 818 Patienten über 60 Jahren (m = 381; w = 437) folgende diagnostische Schwerpunkte, die in unser Thema einbezogen werden müssen: Herzinsuffizienz 40,5%, Hypertonie 31,5%, Diabetes mellitus 25,4%, Arteriosklerose 22,8%, Angina pectoris 17,8%, Lungenemphysem 15,4%, Harnwegsinfekt 14,4%.

Die Multimorbidität hat insbesondere in der Geriatrie ein bisher vorwiegend pharmakologisch bearbeitetes Gebiet für die Klinik aktiviert, und das ist die <u>medikamentöse Inkompatibilität</u> - praxisnahe gesagt: Die Unverträglichkeit von Pharmaka untereinander. Durch Inkompatibilität kann es zur Steigerung und zur Verminderung der Wirkung eines Pharmakons kommen, ja das Medikament kann bis zum Placebo degradiert werden. Darüber hinaus können sich Symptome entwickeln, die zu keinem Überdosierungsbild der verabfolgten Pharmaka passen. Diese "neuen" Symptome werden dann leicht fälschlicherweise einer frisch hinzugetretenen Krankheit zugeordnet, und man beginnt gleichsam Therapie gegen Therapie zu treiben, statt ein Medikament aus dem bisherigen Behandlungsplan zu streichen.

Die Möglichkeiten der Inkompatibilität im Rahmen der geriatrischen Multimorbidität gleichen einem Irrgarten. Folgende Systematik hat sich klinisch bewährt, um therapeutische Schäden durch Inkompatibilität zu vermeiden. Wir lehnen uns hierbei an pharmakologische Einteilungssysteme an (HEIM, ESTLER). Bei <u>pharmakodynamischen Wechselwirkungen</u> stehen Wirkungsprinzipien wie Synergismus und Antagonismus im Vordergrund. Durch den Synergismus kommt es zu einer additiven oder superadditiven Wirkung. Während die additive Wirkung experimentell und auch klinisch einigermaßen überschaubar ist, entzieht sich die superadditive Wirkung, auch Potenzierung genannt, meist unserer Kontrolle.

Erhebliche klinische Schwierigkeiten bereiten <u>Wechselbeziehungen auf pharmakokinetischem Gebiet</u>, das die Resorption, die Bindung an Eiweiß des Serums und des Gewebes sowie die Metabolisierung und die Exkretion erfaßt.

Gewiß kommen Inkompatibilitäten in der Therapie dadurch zustande, daß Pharmaka direkt aufeinander stoßen, ebenso oder ähnlich wie im in-vitro-Versuch. Die Synchrontherapie ist aber keineswegs die einzige Voraussetzung. Neuerdings muß auch auf <u>Depotpräparate</u> geachtet werden, die wochenlang wirksam sein können, und die aus Gründen der therapeutischen Vereinfachung vielfach auch in der Geriatrie vermehrte Anwendung finden. Ferner müssen fortdauernde Veränderungen von zellulären Funktionen, die durch schon vor längerer Zeit gegebene Pharmaka ausgelöst wurden, berücksichtigt werden. Als Beispiel: Behandlung der Hypertonie mit dem geriatrischen Morbiditätsmaximum von 65 bis 70 Jahren; es kommt hier zur Katecholaminverarmung der sympathischen Nervenfasern und des Nebennierenmarks durch Reserpin.

Arzneimittelinterferenzen durch Änderung der <u>Resorption</u> kommen in der Geriatrie durch zunehmende Sub- und Anacidität zustande, d.h. schwachsaure Pharmaka, geriatrisch häufig angewandt, werden

vermindert resorbiert, z.B. Salicylate (Aspirin, Colfarit),
Barbiturate, Phenylbutazon (Butazolidin), Antikoagulantien,
Nitrofurantoin (Furadantin, Ituran) u.a. Schwach basische Pharmaka kommen verstärkt zur Resorption, Coffein, Amidopyrin (Py-
ramidom), Pethidin (Dolantin), Ephedrin (Ephetonin), Chinin
und Cihinidin (ESTLER). Diese Aufzählung ist, wie Sie sehen,
nahezu spezifisch geriatrisch. Zu dieser Resprotionsgruppe
kann man aber tröstlich sagen, daß hier klinisch folgenschwere
Inkompatibilitäten selten vorkommen.

Gefährlich dagegen können sich Verschiebungen in der Eiweiß-
bindung auswirken. Von vielen Pharmaka und auch physiologischen Stoffen ist eine Bindung vorwiegend an Albumine bekannt,
wobei diese Bindung quantitativ und auch in ihrer Stabilität
verschieden sein kann. Der Kampf um die Eiweißplätze ist in
der Geriatrie insofern von Bedeutung, als im hohen Alter der
Gehalt an Gesamteiweiß mit seinen Fraktionen abnimmt. Also weniger Plätze bei mehr Bewerbern, wenn wir uns die therapeutische Situation bei der Multimorbidität vorstellen. Ein kurzes
Beispiel, das wir erst kürzlich in meiner Klinik erlebten: Ein
Altersdiabetiker erhält als perorales Antidiabeticum Sulfonyl-
harnstoff, gleichzeitig wegen rheumatischer Beschwerden Butazolidin. Beide Stoffe sind albumingebunden, Butazolidin aber
stärker und verdrängt das Antidiabeticum aus seiner Eiweiß-
bindung, so daß dieses in freier Form verstärkt wirksam wird;
die Folge war ein hypoglykämischer Schock, den wir gerade bei
älteren Diabetikern aus Kreislaufgründen so sehr fürchten.

Ein geriatrisch wichtiger Grund für Inkompatibilitäten ist die
gestörte renale Ausscheidung. Ich erinnere an die Häufigkeits-
tabelle der verschiedenen Krankheiten; die Harnwegsinfektion
nimmt die 7. Position ein. Die Pyelonephritis im Alter spielt
bei der Multimorbidität eine bedeutsame Rolle.

Im Rahmen der Intensivtherapie noch ein wichtiger Hinweis auf
die vielfachen Möglichkeiten von Inkompatibilitäten bei der
Verwendung von Antikoagulantien, die ja in der Geriatrie mit
dem Morbiditätsmaximum des Herzinfarkts und anderer thrombem-
bolischer Erkrankungen häufig gegeben werden. Mein Mitarbeiter
BODAMMER hat die Erfahrungen amerikanischer Autoren (MORELLI
und MELMON) tabellarisch geordnet (Tabelle 2). Aus dieser
Übersicht ist deutlich abzulesen, welche Mechanismen, auf die
hingewiesen wurde, wirksam werden, wenn bestimmte, in der Geriatrie oft angewandte Pharmaka mit Marcumar zusammentreffen.
Es kann hierbei zur Verstärkung und zur Verminderung des Koa-
gulationseffektes kommen.

Gerade an dieser Stelle möchte ich den geriatrischen Akzent
einer Intensivabteilung, an der in Nürnberg die 1., 2. und 3.
Medizinische Klinik beteiligt sind, mit wenigen Zahlen betonen.
Mein Mitarbeiter PESCHEL kam für 1971 zu folgendem Auswertungs-
ergebnis. Insgesamt wurden 1054 Patienten (m - 648; w = 406)
auf dieser Intensivabteilung versorgt. Aus dieser Gesamtzahl
wurden zwei große Gruppen ausgewählt, die in der Intensivtherapie ausgesprochene Schwerpunkte darstellen: Einmal Patienten
mit frischem Herzinfarkt und Kranke mit akutem Herzversagen
(Gruppe I), zum zweiten Patienten mit akuten pulmonalen Erkrankungen, meist embolischer Ursache (Gruppe II).

Tabelle 2. Inkompatibilität verschiedener Medikamente mit dem
oralen Anticoagulans Marcumar[R] (nach MORRELLI u. MELMON)

Mechanismus	Medikament	Wirkung
Hemmung der intest.Resorpt.	Heptobarbital (Medomin[R])	Verminderter antikoagulat.Effekt
Proteinbindung	Phenylbutazon (Butazolidin[R])	Verstärkter antikoagulativer Effekt
Direkt biochemisch	Acetylsalicylsäure (Colfarit[R],Aspirin[R])	Verstärkter antikoagulativer Effekt
Verminderung des Abbaus	Meprobamat (Miltaun[R]) Chlorpromazin (Megaphen[R]) Benzodiazepine (Valium[R],Librium[R]) Diphenylhydantoin (Epanutin[R])	Verminderter antikoagulativer Effekt

In der ersten Gruppe wurden 513 Männer und 286 Frauen erfaßt.
Das Durchschnittsalter lag bei den Männern bei 62,6 Jahren,
bei den Frauen bei 65,5 Jahren. Der älteste Patient war 89, die
älteste Patientin sogar 92 Jahre alt. Die zweite Gruppe setzte
sich aus 53 Männern und 75 Frauen zusammen. Das Durchschnittsalter betrug bei den Männern 75 Jahre, bei den Frauen 62,6 Jahre. Der älteste Kranke war 81, die älteste Patientin 89 Jahre.

Weiterhin möchte ich nicht verschweigen, daß mit Inkompatibilitäten auch schon vor der Therapie zu rechnen ist. Dieser Hinweis ist gerade für die Intensivtherapie von Bedeutung, bei
der nur allzu oft allzu viel in der Infusionslösung vereint
wird. Der intravasale Dauerkatheter findet auch in schweren
geriatrischen Fällen gehäufte Anwendung, um bei der Notwendigkeit einer massierten Therapie Magenunverträglichkeiten durch
perorale Medikamente zu vermeiden. Physikochemische Unverträg-
lichkeiten spielen nicht nur in vivo, sondern auch schon in
vitro eine Rolle. Sie brauchen sich nicht durch Trübung oder
Verfärbung der Lösung zu äußern.Wir wissen,daß die Wirkung mehrerer Antibiotica an einen engen pH-Bereich gebunden ist. Es
besteht damit die Gefahr, daß Antibiotica, die gerade in der
Geriatrie gegen bronchopulmonale und urogenitale Infektionen
oft lebensentscheidend eingesetzt werden müssen, effektiv ge-
löscht werden. Nur wenig bekannt ist, daß in der Intensivtherapie häufig angewandte Pharmaka wie Adrenalin (Suprarenin)
oder Noradrenalin (Arterenol), ebenso Glykoside eine starke
Alkaliempfindlichkeit aufweisen. Ferner wirken oxydierende Stoffe auf wichtige Arzneimittel ein, so etwa auf Penicillin und
Adrenalin (ESTLER).

Zusammenfassung

Ich habe versucht, die Situation des alten Patienten aus rein
klinischer Sicht darzustellen, wobei es mir vor allem darauf
ankam, auf die vielen Schwierigkeiten in Diagnostik und Therapie hinzuweisen. In der Geriatrie gelten, wie die Erfahrung uns

lehrt, zum großen Teil andere Gesetze; dies gilt für die Diagnostik insbesondere im Rahmen der Multimorbidität, vor allem aber für die Therapie. Die Geriatrie ist keineswegs das Fach mit den kleinen Dosen, genau so wenig wie die Pädiatrie.

Nur eine systematische Erforschung und Kenntnis der geriatrischen Besonderheiten kann dazu führen, das hohe Ziel zu erreichen, dem alten kranken Menschen zu helfen.

<u>Literatur</u>

1. C.-J. ESTLER: Fortschritte der Medizin <u>89</u>, 1083 (1971).
2. F. HEIM: Ärztliche Praxis <u>24</u>, 1255 (1972).
3. O. LINDNER: Ärtzliche Praxis <u>24</u>, 1253 (1972).
4. MORELLI, H.F., MELMON, K.L.: Calif. Med. <u>109</u>, 380 (1968)
5. SCHUBERT, R.: Actuelle gerontologie <u>2</u>, 139 (1972).

J. Nöcker

Die Bedeutung der Proteine in der Ernährung des alten Menschen

Die Lebenserwartung des Menschen hat nach den Schätzungen von PAINTER fast 5000 Jahre lang bei ca. 20 - 25 Jahren gelegen, um dann mit der Einführung der modernen Medizin und Hygiene sprunghaft anzusteigen. Allein in den letzten 100 Jahren ist eine Verdoppelung des Lebensalters von 35 auf über 70 Jahre statistisch nachgewiesen, und mit der Zunahme der älteren Jahrgänge sind zahlreiche medizinische und soziologische Probleme aufgetaucht.

Die ernährungsphysiologischen Fragestellungen spielen in diesem Rahmen sicher eine sehr zentrale, wenn auch manchmal etwas umstrittene Rolle, weil gerade hier traditionsbedingten Gefühlswerten und liebgewonnenen landsmannschaftlichen Gewohnheiten ein großer Spielraum gegeben ist. Dabei besteht - und m.E., das ist eine weltweite Erkenntnis - auf dem Gebiete der Ernährungswissenschaft mehr als auf anderen Gebieten die Gefahr der Dogmenbildung. Das hat eine tiefe Ursache in der Tatsache, daß es gerade die Ernährung ist, die den Menschen eng mit seiner Umwelt verbindet. Sie führt ihm immer wieder vor Augen, daß sein Organismus eigentlich nur eine genial geordnete Durchgangsstation elementarer chemischer Substanz und stofflicher Energie darstellt, und er ist, wie GROTHE sagt: der Ausdruck einer temporären Ordnung dieser Stoffe, die außerhalb des Organismus ungeordnet und zufällig existieren. So gesehen, ist die Ernährung das substantielle Bindeglied zwischen Mensch und Umgebung und daher für mystische Vorstellungen besonders anfällig.

Für das Verständnis der Ernährungsbedürfnisse des alternden Menschen ist aber nicht nur die Kenntnis der Ernährungsphysiologie von Bedeutung, sondern es müssen auch die gesetzmäßigen Alternsvorgänge berücksichtigt werden, die von BÜRGER mit dem Namen <u>Biomorphose</u> belegt worden sind. Danach ist jeder lebende Organismus an gesetzmäßig ablaufende Alternsvorgänge gebunden, die bei der Geburt beginnen und erst mit dem Tode ihren Abschluß finden. So verlockend es auch wäre, diese Thesen anhand der Altersveränderungen an den verschiedenen Organsystemen zu demonstrieren, möchte ich mich im Zusammenhang mit dem heutigen Thema auf die Alternsvorgänge des Verdauungstraktes und des Stoffwechsels beschränken. Wenn man etwas über den Eiweißbedarf aussagen will, dann muß man auch über die Fragen der Resorption unterrichtet sein. Dabei ist auffallend, daß wir über das Altern des Verdauungstraktes bis heute nur relativ wenig unterrichtet sind, besser sind dagegen die funktionellen Veränderungen und das Verhalten der verschiedenen Fermentsysteme in den verschiedenen Altersstufen bekannt. Hier kommt es quantitativ zu einer Abnahme der Sekretionsmenge und qualitativ zu einer Verminderung der Aktivität der Fermente. Letzteres wurde in unserem Arbeitskreis von SEIGE u. KLEIN für das Parotissekret und von BOLLAND für den Magensaft nachgewiesen. Diese Veränderung der Fermentaktivität kann nach den Untersuchungen von PÖSCHEL, BOLLAND u.a. Autoren als repräsentativ für den gesamten Magen-Darmtrakt gelten. Man hat nun aus diesen Ergebnissen den Schluß gezogen, daß mit der Minderung der Aktivität der Verdauungsenzyme die Resorptionsgröße verringert sein müsse. In eigenen Untersuchungen haben wir eine signifikant verringerte Gesamtresorption der Nahrungsstoffe beim alternden Menschen nicht nachweisen können. SCHULZE aus unserem Arbeitskreis kam im Rahmen einer anderen Untersuchungsreihe zu den gleichen Ergebnissen. Seine Untersuchungen wurden auch von CHINN mit markiertem Eiweiß bestätigt. Inzwischen sind Resorptionsversuche mit markierten Ölen sowie Thiamin und Niacin (JUNG, HORVOTH, KOPPO) gemacht worden, die ebenfalls keine wesentlichen Beeinträchtigungen der Resorption ergaben. In letzter Zeit haben DRUBE u. REINWEIN Untersuchungen vorgelegt, aus denen eindeutig hervorgeht, daß weder die kalorische Nahrungsausnutzung noch die Resorption der Eiweiße beim alternden Menschen gestört ist. Dieser scheinbare Widerspruch ist mit der Tatsache zu erklären, daß die Kompensationsbreite des gesamten an der Resorption beteiligten Systems sehr groß ist. So ist es möglich, daß auch im höheren Alter die verlangsamte Spaltung vollkommen kompensiert wird. Welche Kompensationsmöglichkeiten dem Magen-Darmtrakt zur Verfügung stehen, konnte ich bei Patienten nachweisen, denen nach operativer Entfernung großer Teile des Dünndarms nur noch 40 bzw. 100 cm Ileum zur Resorption verblieben. Nach einer kurzen Zeit wiesen sie eine praktisch normale Resorption auf. Es besteht daher keine Veranlassung, nur wegen des Alters eine bestimmte Schonkost zu empfehlen. Das mag im Einzelfalle nützlich sein, ist aber nicht generell erforderlich.

Auch der Stoffwechsel ist der Biomorphose unterworfen. Eines der typischen Zeichen physiologischen Alterns besteht darin, daß der dauernde Wechsel der Stoffe mit zunehmendem Alter langsamer und träger wird. _Je lebhafter der Stoffwechsel desto jünger das Individuum, je älter der Mensch desto langsamer der Stoffwechsel_. In Respirationsversuchen fanden zahlreiche Autoren übereinstimmend eine Abnahme der Oxydationsvorgänge, sowohl in Bezug auf das Körpergewicht als auch auf die Oberfläche des Körpers berechnet. Als typischer Ausdruck dieser Verlangsamung des Stoffwechsels mit zunehmendem Alter ist die Erniedrigung des Grundumsatzes anzusehen, dieses Phänomen läßt sich auch mit Radioisotopen nachweisen. Die Verminderung der Oxydationsprozesse liegt einmal an der Abnahme der Muskelmasse im Laufe des Lebens; und zum anderen läßt sich auch eine generelle Abnahme der Fermentaktivitäten im Stoffwechsel und in der Muskulatur mit zunehmendem Alter nachweisen. Aus diesen Erkenntnissen läßt sich ableiten, daß die rein quantitativen Bedürfnisse mit zunehmendem Alter abnehmen.

Nach den Untersuchungen der "Food and Agriculture-Organisation" der UNO braucht der Jugendliche im Durchschnitt 3200 Kalorien, während der Bedarf des Menschen im Pensionsalter höchstens 2000-2400 Kal. beträgt. Oder mit anderen Worten ausgedrückt: Der Kalorienbedarf sowohl beim männlichen als beim weiblichen Geschlecht geht im Laufe des Lebens um 1/3 zurück. Selbst wenn man berücksichtigt, daß diese Zahlen im Einzelfall großen Schwankungen unterlegen sind, so ist in der Erkenntnis dieser

Tatsache eine der Hauptursachen für die im Alter immer wieder
zu beobachtende Gewichtszunahme zu sehen.
Im vorigen wurde für den alten Menschen eine quantitativ gerade die Bedürfnisse deckende Ernährung gefordert. In Anbetracht
der Tatsache, daß der Bedarf im Alter geringer ist, als in jüngeren Jahren, ergibt sich eine weitere neue Fragestellung: nämlich nach der qualitativen Zusammensetzung der Kost. Wir wissen,
daß bei Menschen, die 2000 Kal. pro Tag aufnehmen, die Möglichkeit eines Mangelzustandes - auch an Eiweiß - wesentlich größer
ist, als bei einer Aufnahme von 3000 und mehr Kalorien. Damit
ergibt sich gleichzeitig auch die Frage des Eiweißbedarfes für
den alternden Menschen. Nach Ansicht der meisten Ernährungs-
physiologen reicht die früher vom Völkerbund und nach dem 2.
Weltkrieg von der UNO angegebene Menge von 1 g Eiweiß/kg Körpergewicht und Tag für alle Altersklassen aus. Als Grundlage
für diese Bedarfsermittlung diente dabei die ausgeglichene
Stickstoffbilanz. Neue Untersuchungen haben jedoch gezeigt,
daß dies wohl zur Erhaltung der Körpersubstanz ausreicht, dagegen nicht in allen Fällen die volle körperliche Leistungsfähigkeit garantiert. Wenn man letzteres Kriterium als Maßstab
anlegt, so liegt der Bedarf höher. In letzter Zeit sind der
Spezialfrage des Eiweißbedarfes im Alter mehrere Arbeiten ge-
widmet worden. So kommen z.B. HEYER und KOUNTZ zu den Ergebnissen, daß im höheren Alter die endogene Stickstoffausschei-
dung höher liegt als bei jüngeren Menschen. Die Nachprüfung
dieser Ergebnisse durch SCHULZE aus unserem Arbeitskreis ergab demgegenüber bei einer größeren Zahl von Versuchspersonen
aller Altersklassen, daß der endogene Stickstoffverlust, die
sog. Abnutzungsquote, im höheren Alter niedriger liegt. Diese
Ergebnisse stimmen mit der Vorstellung verlangsamter Stoff-
wechselvorgänge im Alter, die eingangs schon erwähnt wurden,
gut überein.
Es wäre jedoch verfehlt, aus diesen Ergebnissen den Schluß zu
ziehen, daß der Eiweißbedarf des alten Menschen geringer ist.
Nach den Untersuchungen von KRAUT, LEHMANN und MICHAELIS sowie
nach unseren eigenen Ergebnissen genügt eine Kost, die gerade
ausreicht, um die Stickstoffbilanz im Gleichgewicht zu halten,
nicht um gleichzeitig auch die volle körperliche und geistige
Leistungsfähigkeit zu garantieren. Eigens auf diese Frage ge-
richtete Untersuchungen zeigen deutlich, daß ein Absinken der
Eiweißzufuhr unter die kritische Grenze von 1 g/kg Körpergewicht eine Verminderung der Leistungsfähigkeit auf dem Fahrrad-
ergometer mit sich bringt. Dieser Abfall der Leistungsfähigkeit
ist bereits festzustellen zu einem Zeitpunkt, da die Bilanz
noch positiv ist. Zu ähnlichen Ergebnissen kamen auch KRAUT
u. Mitarb.
Es gibt noch andere Gründe, die die Eiweißzufuhr an der unteren
Grenze der Norm beim alternden Menschen unerwünscht erscheinen
lassen. Die Verlangsamung aller Lebensvorgänge ist, das wurde
eingangs erwähnt, zu einem Teil durch die verminderte Aktivität
der Fermente sowohl des Verdauungstraktes als auch vor allem
im intermediären Stoffwechsel bedingt. Die Fermentaktivität
wird nach den Untersuchungen, die ich zusammen mit BÜRGER 1946
und 1947 an Hungerkranken machte, von der Eiweißzufuhr sehr
weitgehend beeinflußt. Diese Ergebnisse sind inzwischen an einer
großen Zahl von isolierten Fermenten, besonders in der anglo-
amerikanischen Literatur bestätigt worden. Aus der Gesamtheit
dieser Untersuchungen darf entnommen werden, daß schon kurz-
fristiger Eiweißmangel zu einer Minderung der Fermentaktivität

führt. Diese verminderte Aktivität macht sich subjektiv in
einer herabgesetzten Leistungsbereitschaft, Antriebslosigkeit
und Apathie bemerkbar. Objektiv läßt sie sich an einer Senkung
des Stoffwechsels, z.B. Erniedrigung des Grundumsatzes, einer
echten Leistungsminderung, einer Herabsetzung der Abwehrbereit-
schaft usw., nachweisen. Die Erniedrigung der körperlichen und
geistigen Leistungsfähigkeit einschließlich dem Auftreten von
gewissen Charakterveränderungen bei Eiweißmangel wurde von
KEYS u. Mitarb. im sog. Minnesota-Experiment an 34 freiwilligen
Probanden, die über eine längere Zeit eine Kost von 1760 Kalorien und 49 g Eiweiß erhielten, eindrucksvoll nachgewiesen.

Diese Überlegungen lassen in ihrer Gesamtheit den Schluß zu,
daß für den alternden Menschen die wünschenswerte Eiweißzufuhr
höher liegt, als es den heute angegebenen Zahlen entspricht.
Nur eine Eiweißzufuhr von 1,2 - 1,5 g/kg Körpergewicht und Tag
verleiht ihm im Rahmen seines Temperamentes die höchstmögliche
Aktivität sowohl in geistiger als auch in körperlicher Beziehung.

Aus den Untersuchungen, die wir beim Krafttraining des Menschen,
wo es in erster Linie auf Muskelzuwachs ankommt, durchgeführt
haben, wissen wir, daß eine relativ hohe Eiweißzufuhr für eine
Vermehrung der Muskelmasse sehr wichtig ist. Weiterhin wissen
wir, daß für die Erhaltung dieser Muskelmasse auch eine erhöhte Eiweißzufuhr erforderlich ist, und auch aus diesem Grunde sehen wir in einer höheren Eiweißzufuhr die Möglichkeit, der
physiologischen Alterinvolution entgegenzuarbeiten.

Der Eiweißbedarf ist auch unter bestimmten krankhaften Bedingungen verändert. Wir wissen durch eigene Untersuchungen an
Grippekranken, daß die Rekonvaleszenz bis zur völligen Wieder-
herstellung der Leistungsfähigkeit im Alter fast um das Doppel-
te gegenüber dem jungen Menschen verlängert ist. Nach konsumie-
renden Erkrankungen, nach Operationen, nach Verbrennungen, bei
Unterernährung und im Gefolge großer Blutungen, um nur einige
Ursachen zu nennen, kommt es zu einem Abbau von Körpersubstanz.
Die Involution betrifft dabei aber vorwiegend Organsysteme, die
sich in erster Linie auf Eiweiß aufbauen, in der Regenerations-
phase wird also der Organismus diese Gewebe aufbauen müssen
und so andere Bedürfnisse zu befriedigen haben, als im normalen Stoffwechsel. Auch hier ist eine erhöhte Eiweißzufuhr von
Bedeutung. Interessant ist in diesem Zusammenhang auch die Tatsache, daß die Wundheilung nach LECOMT DU NOUY, gemessen an der
Vernarbungsgeschwindigkeit, mit zunehmendem Alter abnimmt.
Wenn man andererseits weiß, daß die Wundheilung nach den Untersuchungen von HERNANDEZ - RICHTER u. STRUCK durch Eiweißzufuhr
beschleunigt werden kann, so ergibt sich daraus die Bedeutung
sowohl der enteralen als vor allem auch der parenteralen Zufuhr
von Eiweiß bzw. Aminosäuren bei frisch operierten alten Menschen.

Einen Aufschluß über die effektive Ernährung unserer alten
Bevölkerung können nur Ernährungserhebungen bringen. Dabei
zeigt sich eindeutig, daß die wünschenswerten Normen für die
Eiweißzufuhr durchaus nicht in allen Fällen erreicht werden.
So liegt nach den Untersuchungen von OBERDISSE u. JAHNKE an
86 Personen über 65 Jahren der Eiweißverbrauch sowohl bei Männern als auch bei Frauen bei 0,95 g/kg Körpergewicht an der

unteren Grenze der Norm. SELL fand in der Schweiz bei der Land-
bevölkerung einen sehr hohen Eiweißverzehr, der im Durchschnitt
1,3 - 1,6 g/kg Körpergewicht betrug. Dabei bestand eine gewisse
Parallele zwischen der körperlichen Aktivität und dem Eiweißverzehr. Bei der Stadtbevölkerung betrug dagegen die Eiweißzufuhr
nur 0,94 g/kg Körpergewicht. PATT u. FISCHER untersuchten die
Ernährungsverhältnisse in Alterheimen und fanden einen Eiweißverzehr von 0,8 g/kg Körpergewicht. Damit bestätigt sich die
schon von PYKEU u. VINTHER - PAULSEN gemachte Mitteilung, daß
die Eiweißversorgung in den Altersheimen meist sehr mangelhaft
ist. In jüngster Zeit wurde dieser Befund auch von OBERDISSE u.
JAHNKE in Deutschland bestätigt.

<u>Zusammenfassung</u>

Die niedrige Kalorienzufuhr beim alten Menschen macht eine gute
Ernährungslenkung erforderlich, da die Gefahr des Eiweißmangels
größer ist als beim jungen Menschen. Die Nachteile werden nicht
immer sofort und deutlich erkennbar. Es ist aber durchaus möglich, mit einer Eiweißzufuhr von mindestens 1,2 g/kg Körpergewicht die Vitalität im Rahmen der gegebenen übrigen körperlichen Möglichkeiten aufrechtzuerhalten und die Rekonvaleszenz
zu beschleunigen. Damit kann man einen wesentlichen Teil dazu
beitragen, daß die erhöhte Lebenserwartung nicht nur einem verlängerten Feierabend, sondern einer verlängerten produktiven
Lebensspanne zugute kommt und die Leistungsfähigkeit sowie die
geistige Frische bis ins hohe Alter hinein erhalten bleibt.

Amino Acid Requirement in the Elderly

M.E. Swendseid

There is increasing concern in the USA about the relationship
between health and nutrition in older people. In the 10-state
Nutrition Survey carried out in 1968 to 1970 elderly persons
ranked next to adolescents as an age group with evidence of
increased nutritional deficiencies. The results of this survey,
which sampled areas with the lowest average income, have just
been released and the data show that protein is a nutrient area
identified as deficient in the over-60 age group.

The realization that elderly persons are vulnerable to malnutrition due to low income has already led to several action
programs. At the White House Conference on aging in 1971 the
Section on Nutrition emphasized rehabilitation of the mal-
nourished aged, prevention of malnutrition among those ap-
proaching old age, upgrading of food and nutrition services
for institutions and home care agencies, and the provision of
the equivalent of a national school lunch program for senior
citizens. The realization that poor nutritional status exists
in certain elderly groups should also lead to an increase in
nutritional studies for this age group.

As with the whole area of protein needs of elderly people, there
is a paucity of information regarding the requirements for individual amino acids. Will it ever be necessary and feasible
to list the daily requirements for nitrogen in terms of specific amino acids rather than of protein mixtures? It is over 20
years since the studies of ROSE and others (1) identified the
essential amino acids for nitrogen balance and growth in human
subjects and made it possible to begin to quantitate the needs
for specific amino acids. Most information is available for
young, college-age subjects but even with this group, in view
of wide individual variations in requirements, the data are
not sufficient to warrant setting guidelines for a population
group. There are several compelling reasons for continuing the
study of amino acid requirements. There is first the worldwide
problem of protein malnutrition. To utilize our resources effec-
tively both in the search for new protein sources and in guid-
ing decisions regarding amino acid supplementation, we need more
information about requirements for specific amino acids. Then
in clinical medicine there is interest in the use of amino acid
supplements for the treatment and management of certain disease
conditions. A powerful stimulus for the investigation of amino
acid needs comes from the expanding use of amino acid solutions
in surgical procedures, in gastrointestinal diseases, and to
some extent in uremia. These are all conditions where a considerable number of patients are elderly. In addition to these
problems, the need for a broader understanding of the dynamics
of protein metabolism will call for more studi-s on specific
amino acid requirements.

There are, however, some difficulties associated with these
studies. The diets of amino acids are costly, though they are
becoming less expensive. They are also quite unpalatable. In
addition, the method of nitrogen balance is probably inadequate
when used as a single tool to measure amino acid requirements.
Additional methods of evaluation are urgently needed. Possibi-
lities include the use of postabsorptive plasma amino acid levels (2) and perhaps muscle amino acid concentrations as well,
or the measurement of enzymes with rapid turnover rates (3).

If we are to relate protein needs to amino acids, we must consider the amounts required for eight "essential" amino acids.
In addition, a nitrogen source must be provided that can be
used by body tissues to sythesize the remaining amino acids
found in protein as well as other N-containing compounds. In
our ordinary foods, this additional nitrogen is an assortment
of approximately some 12 amino acids. In experimental diets,
this source has sometimes been limited to a single amino acid
such as glycine or glycine supplemented with glutamine acid or
diammonium salt.

Since the early studies on quantitation of individual amino
acid requirements, there has been growing realization that complex interrelationships exist among amino acids and also that
interactions with hormones might influence the amount of any
given amino acid needed to maintain nitrogen balance. There is
a great deal of evidence that the amounts and ratios of the
essential amino acids determine the nutritional quality of the
various proteins. Plant proteins are not as efficient as animal
proteins because of the relative deficiency of one or more essential amino acids, the so-called limiting amino acid. Again,
if certain amino acids are present in elevated proportions,
toxic effects may be produced, growth rate may be impaired,
or nitrogen retention may decrease. These effects are easily
demonstrated in animal studies, but there is limited evidence
at the present time that amino acids produce toxic effects in
humans. There are some studies (4) indicating that when corn
constitutes the major protein source in the diet, the leucine
level is too high. A number of studies with amino acid diets
have been conducted to determine the ideal amino acid pattern
(5). Would the administration of a mixture of amino acids pro-
portioned according to their requirements be superior to animal
proteins in promoting nitrogen balance? These studies were not
able to demonstrate conclusive differences between this requirement pattern and the pattern in various animal proteins.

More recently, evidence has been accumulating that, in fact,
the limiting amino acid in animal proteins may not be an essential amino acid, but rather the nonessential amino acid compo-
nent. Using the "dilution technique" it has been found that
certain dietary proteins can be partially replaced by isonitrogenous amounts of nonessential amino acids without affecting
nitrogen balance. Work by KOFRANYI and SCRIMSHAW and their
associates (6,7) has demonstrated that egg, milk, and beef
protein can be diluted by 10 to 60 percent without affecting
urinary nitrogen excretion. These extremely interesting find-
ings may have considerable practical significance as they indicate the limits to which relatively expensive animal protein
may be supplemented with less expensive proteins or amino acids.

They also indicate another parameter, the E/T_n ratio, to be considered in assessing biological value of a protein. It should be mentioned that there are studies (8) that indicate that sources of nonessential nitrogen are not equivalent in promoting nitrogen balance. In general, glycine has been compared to a mixture of nonessentials or to glycine plus diammonium citrate and found to be less effective in maintaining nitrogen balance.

We also are becoming increasingly aware, from results of animal studies, that the activity of certain enzymes relating to amino acid catabolism can vary widely depending on dietary components and on hormone balance. This would indicate that the metabolic state of an individual might influence amino acid requirements. For the rat, it has been found that, as dietary protein is reduced, many of the enzymes degrading amino acids and the enzymes of the urea cycle show decreased activity as measured in in-vitro-systems (9). These same enzymes show enhanced activity in animals receiving high-protein diets or in early starvation when protein catabolism is increased. Many of these enzymes together with enzymes of the gluconeogenic cycle can be induced by hormones; hence there is a complex interrelationship involving dietary components, hormones, and enzyme activity that appears to regulate amino acid requirements. We should begin to consider whether and to what enzyme induction by either hormones or their amino acid substrates influences the requirement for specific acid in human subjects. It would appear that if hormone balance is related to amino acid needs, then the nitrogen requirements of older persons might well be different from that of young adults.

Determinations of specific essential amino acid requirements in old age are, according to a recent review (10), limited to two amino acids, methionine and lysine. As shows Table 1, conflicting results have been obtained.

Table 1. Requirements of Indicated Amino Acid for Nitrogen Balance (g/day) (N intake of 7-10 g/day)

Men	Methionine		Lysine	
Young	0.8-1.1	(16)	0.4-1.2	(16)
Old	2.4-3.0	(6)	1.4-2.8	(4)
Women				
Young	.30-0.55	(20)		
Old	0.86	(1)		

Our studies indicate a higher requirement for methionine and lysine in old men (1) as compared to young, college-age men, but a study by WATTS and associates (12) on menthionine did not confirm this finding. This could be due to differences in the design of the study. WATTS used the amino acid pattern in milk protein and in the other study egg protein was used. There is one additional subject in the old age group, a woman who showed a higher requirement for methionine that did young women in the same study (13).

We were led to investigate specific amino acid requirements by a study (14) carried out with five men aged 52 to 68 years who had been maintained in nitrogen balance with ordinary food having a total nitrogen content of 7 g per day. These men went into negative nitrogen balance when the protein in the diet was replaced by an isonitrogenous amino acid mixture simulating the essential amino acid content of 20 g of egg protein (AA x 1) with the addition of glycine. This mixture contained all amino acids in amounts equal to or greater than the minimum requirements suggested by ROSE and had previously been found sufficient to maintain balance in young men by two groups of investigators (15,16). When the essential amino acid mixture as doubled in amount (AA x 2), the subjects were in balance. Likewise, in a subsequent study (17), when the nitrogen level was doubled in amount to 14 g per day by the addition of either a mixture of diammonium citrate and glycine or a mixture of the nonessential amino acids the men were in negative nitrogen balance. Positive balance was obtained when an additional amount of assential amino acids (AA x 3) was substituted for nonspecific nitrogen.

In contrast, CLARK (16) found that when young men were given the amounts of essential amino acids in 20 g of egg protein, nitrogen retention was better with 9 and 12 g than with 6 g of total nitrogen. These results suggest that the requirements may be increased for one or more of the essential amino acids in older men as compared to young men, depending upon nitrogen intake, and may vary to a greater extent when the total dietary nitrogen is altered.

From animal studies, it could be presumed that an increased dietary nitrogen supply might result in enhanced activity of certain catabolic enzymes with the net result of more amino acids being diverted from protein synthesis into oxidative pathways. These metabolic events could lead to increased requirements for those amino acids which are not synthesized by body tissues. Some preliminary studies with human subjects give evidence that changes in amino acid oxidation rates can be implemented by changes in dietary nitrogen intake. In these studies, two subjects after an overnight fast received (at 9. a.m.) an intravenous injection of a small amount of ^{14}C-carboxyl labeled tyrosine. Expired gases were continuously monitored for $^{14}CO_2$ by a vibrating reed electrometer over a subsequent 2-h period. Each subject was tested during the administration of either 20, 40 or 60 g of a protein diet of high biologic value. The resulting radioactivity curves clearly indicate that the tyrosine oxidation increased with increasing protein intake. This relationship is shown in Fig 1, where ^{14}C per mm CO_2 at the time of maximum oxidation (approximately 8 min for tyrosine) is plotted for each level of dietary protein. In these experiments the tyrosine pool as estimated from the plasma decay curve for ^{14}C tyrosine did not change appreciably. This limited preliminary evidence indicates that the over-

all _in vivo_ acticity of the tyrosine oxidation pathway is in-
fluenced by the amount of dietary protein.

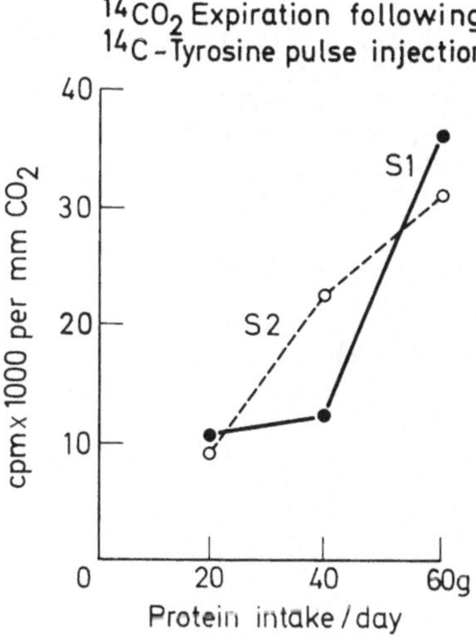

Fig. 1

If it can be shown that for human subjects alterations in enzyme activity accompany changes in dietary protein and have
the potential to affect amino acid requirements, then this
may suggest why amino acid needs might be different in old
age. In elderly individuals the response of enzyme activities
to variations in nitrogen intake might be altered.

In conclusion, amino acid requirements are not well established
for any age group. For the elderly, there is suggestive evidence to indicate that the ratio of essential to total nitrogen
intake may be different than for young men.It is hoped that the
greater current interest due to worldwide protein malnutrition
and to nutrition intervention in clinical medicine will stimu-
late more studies using new approaches to amino acid needs.
Perhaps we will soon be in a position to explain the true metabolic basis for the nitrogen "lag" experiments that VOIT and
his collaborators carried out so many years ago and to answer
the question posed by those early German investigators as to
what is the optimal protein intake for human subjects.

References

1. ROSE, W.C.: Nutr. Abstr. Rev. 27, 631 (1957).
2. YOUNG, V.R., TONTISIRIN,K., OZALP, I., LAKSHMANAN, F.,
      SCRIMSHAW, N.S.: J. Nutr. 102, 1159 (1972).
3. KOFRANYI, E., JEKAT, F., BRAND, K., HACKENBERG, K., HESS,
      B.: Z. Physiol. Chem. 350, 1401 (1969).
4. GOPALAN,C.: Nutr. Rev. 26 323 (1968).
5. Report of the FAO Committee, FAO Nutrition Stuedies No. 16.
6. KOFRANYI, E., JEKAT, F.: Z. Physiol. Chem. 338, 159 (1964).

 7. HUANG, P.C., YOUNG, V.R., CHOLAKOS, B., SCRIMSHAW, N.S.:
      J. Nutr. 90, 416, 1966.
 8. SWENDSEID, M.E., HARRIS, C.L., TUTTLE, S.G.: J. Nutr. 71,
      105, 1960.
 9. HARPER, A.E.: In Weber, Advances in Enzyme Regulation, Vol.
      2, p. 289. Pergamon Press, New York 1964.
10. IRWIN, M.E., HEGSTED, D.M.: Nutr. 101, 539, 1971.
11. TUTTLE, S.G., BASSETT, S.H., GRIFFITH, W.H., MULCARE, D.B.,
      SWENDSEID, M.E.: Amer. J. Clin. Nutr. 16,229, 1965.
12. WATTS, J.H., MANN, A.N., BRADLEY, L., THOMPSON, D.J.: J.
      Gerontol. 19,370, 1964.
13. REYNOLDS, M.S., STEEL, D.L., JONES, E.M., BAUMANN, C.A.:
      J. Nutr. 64,99 (1958).
14. TUTTLE, S.G., SWENDSEID, M.E., MULCARE, D., GRIFFITH, W.H.,
      BASSETT, S,H.: Metabolism 6,564 (1957).
15. SWENDSEID, M.E., HARRIS, C.L., TUTTLE, S.G.: J. Nutr. 71,
      105 (1960).
16. CLARK, H.E. KENNEY, M.A., GOODWIN, A.F., GOYD, K., MERTZ,
      E.T.: J. Nutr. 81, 223 (1963).
17. TUTTLE, S.G., SWENDSEID, M.E., MULCARE, D., GRIFFITH, W.H.,
      BASSET, S.H.: Metabolism 8,61 (1959).

Probleme des Kohlenhydrat- und Fettstoffwechsels im Alter

K. Brauch und K.D. Hepp

Wie die Kenntnisse der Biochemie des Alterns im Allgemeinen
erst in den Anfängen stehen, so sind auch unsere Kenntnisse
vom Stoffwechsel der alternden Zelle noch sehr beschränkt. Lediglich dort, wo engere Bezüge zur Klinik des alternden Menschen bestehen, gibt es Informationen über eine Reihe von
Stoffwechseldaten. Um näher auf die klinischen Probleme von
Kohlenhydrat- und Fettstoffwechsel im Alter eingehen zu können,
muß man sich die Frage stellen, inwieweit der alternde Mensch
an sich Stoffwechselveränderungen unterworfen ist. Da jeder
Mensch in unserer heutigen Industriegesellschaft in zunehmendem Maße sozusagen unphysiologischen Umweltsbedingungen ausge-
setzt ist, fällt es schwer, Normen aufzustellen, und Zivilisa-
tionsschäden von physiologischen Prozessen abzugrenzen.

Die Abb. 1 mit Mittelwerten der Serumlipide von 3000 Personen
deutet bereits die Problematik an: man erkennt den stetigen
Anstieg von Gesamtlipiden, Cholesterin und Triglyceriden in
Abhängigkeit vom Lebensalter. Ein Cholesterinspiegel, der beim
Sechzigjährigen normal ist, wäre für den Jugendlichen pathologisch. Nun hängen aber diese Werte stark von den Ernährungsgewohnheiten ab, und vergleichbare Kollektive, z.B. von Ostasia-
ten zeigen wesentlich niedrigere Werte.

Noch problematischer wird es, wenn man die Mittelwerte von
Glucosebelastungen für die verschiedenen Altersgruppen auf-
trägt: (Abb.2) hier reicht die Gruppe der 65 bis 75-jährigen
nahe an die Zone heran, die bereits den Diabetiker charakterisiert. Immer wieder wird dabei die Frage gestellt, ob die Kriterien für die Glucosebelastung nicht zu streng gestellt wurden, und ob man nicht einer "physiologischen Verschlechterung
der Glucosetoleranz im Alter" Rechnung tragen muß. Nun sind
die Morbiditätsziffern für den manifesten Diabetes im höheren
Lebensalter erschreckend hoch: die Münchner Früherfassungsak-
tion hat z.B. gezeigt, daß jenseits des 65. Lebensjahres tatsächlich mit etwas mehr als 10% manifesten Diabetikern gerechnet werden muß (1). Nach angelsächsischen Untersuchungen kommen noch mindestens dreimal so viel latente Diabetiker dazu,
so daß mit einer Störung der Glucosetoleranz bei einem Drittel
der Gesamtbevölkerung im höheren Alter zu rechnen ist.

Man weiß jedoch aus mehreren Untersuchungen, daß Personen mit
einem latenten oder chemischen Diabetes wesentlich öfter einen
manifesten Diabetes entwickeln. Ferner zeigte sich, daß mehr
als 80% der neu diagnostizierten Diabetiker übergewichtig sind
(Abb. 3). JOSLIN hat dazu bemerkt: "Heredity loads the cannon
but obesity pulls the trigger". Zudem wurde in der JOSLIN-
Klinik festgestellt, daß bei Personen über 50, bei denen das
Körpergewicht unter der Norm liegt, nahezu kein Diabetes auftritt (2).

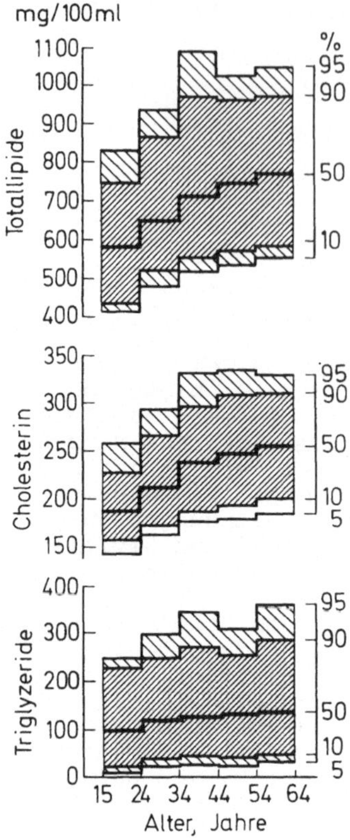

Abb. 1. Serumlipide in Abhängigkeit vom Alter. Aus: Die Hyper-
lipidämien in Klinik und Praxis von G. HARTMANN und F. WYSS.
Verlag Hans Huber, Bern, 1970

Im Hinblick auf die Erfahrung, daß aus der Gruppe von Personen
mit latentem Diabetes im Sinne der strengen Kriterien eine un-
gleich größere Zahl manifest Zuckerkranker mit den dabei möglichen Komplikationen hervorgeht, sollte man diese Kriterien
ohne "Gleitklausel" akzeptieren. Jeder, gleich welchen Alters,
mit gestörter Glucosetoleranz, sollte einer entsprechenden
Therapie - d.h. zunächst Diät - zugeführt werden, die gerade
bei Übergewicht erfolgversprechend ist. Angesichts der Gefäßschäden im Sinne von Mikro- und Makroangiopathie des älteren
Diabetikers ist eine Bagatellisierung auch des sogenannten
"milden Altersdiabetes" gefährlich. Noch eindrucksvoller sind
die akuten Komplikationen des Altersdiabetes. Daß der Altersdiabetes keine Bagatelle ist, sei mit den von SCHÖFFLING publi-
zierten Zahlen über 472 Fälle von Präcoma und Coma aus den
Frankfurter Kliniken belegt (3). Hier lag die größte Häufigkeit in der Altersgruppe zwischen 60 und 70 Jahren. Gleichzeitig war die Zahl der im Coma verstorbenen auch hier am höchsten.

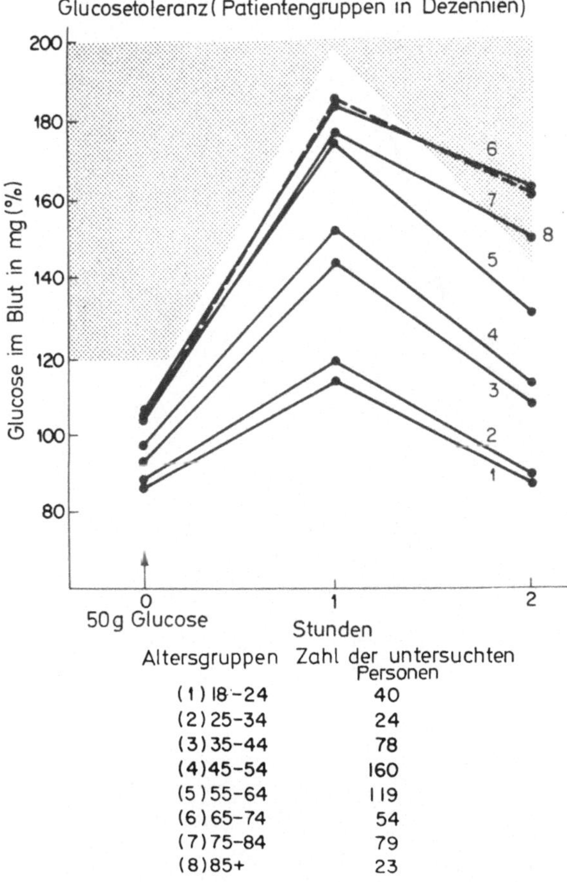

Abb.2. Glucosetoleranz in Abhängigkeit vom Alter. Aus: Diabetes mellitus: Theory and Practice M. ELLENBERG, H. RIFKIN, Mc GRAW-HILL, New York, 1970

Wir haben eindrucksvolle Fälle von Altersdiabetes gesehen, bei denen die Diagnose erst bei der Aufnahme im Coma gestellt wurde, die nach entsprechender Intensivtherapie überlebten und deren Krankheit ein Jahr später mit Diät allein unter Kontrolle gehalten werden konnte.

Eine Vorschädigung der Niere, des Herz- und Kreislaufsystems und des Zentralnervensystems liegt in einem hohen Prozentsatz bei älteren Patienten mit Diabetes vor. Aus diesem Grund sind alle akuten Komplikationen eines Diabetes, wie ketoacidotisches Coma, hyperosmolares nichtketotisches Coma, sowie die Hypoglykämie besonders komplikationsreich und erfordern eine sehr intensive Therapie.

Besonders gut erforscht sind die pathophysiologischen Grundlagen des Coma diabeticum. Die Stoffwechselentgleisung ist letzten

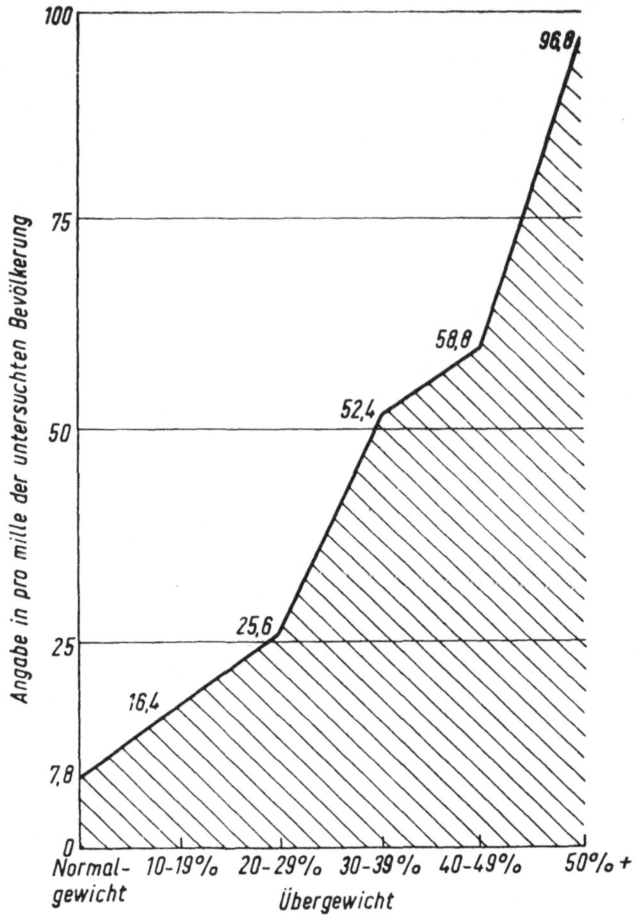

Abb. 3. Diabeteshäufigkeit in Abhängigkeit vom Körpergewicht.
Aus. Diabetes Source Book, US. Public Health Service Publication No. 1168, Washington 1969

Endes auf eine mangelhafte Insulinwirkung am Fettgewebe, an der
Muskulatur und der Leber zurückzuführen. Es handelt sich also
um einen funktionellen Insulinmangelzustand der Zellen dieser
Organe. An allen drei Geweben wirkt Insulin anabol bzw. anti-
katabol. Es stimuliert den Membrantransport von Glucose, Ionen
und Aminosäuren und hemmt Lipolyse, Proteolyse und Glycogeno-
lyse sowie die Gluconeogenese der Leber.
Die Umstellung auf die katabolen Prozesse der Lipolyse, Proteolyse, Gluconeogenese und Ketogenese im Insulinmangel führt zusammen mit dem verminderten Glucoseeinstrom in Fett- und Muskel-
zelle zu Hyperglykaemie, Lipacidaemie und Aminoacidaemie (Abb.4).
In der Leber fällt der hemmende Einfluß des Insulins auf die

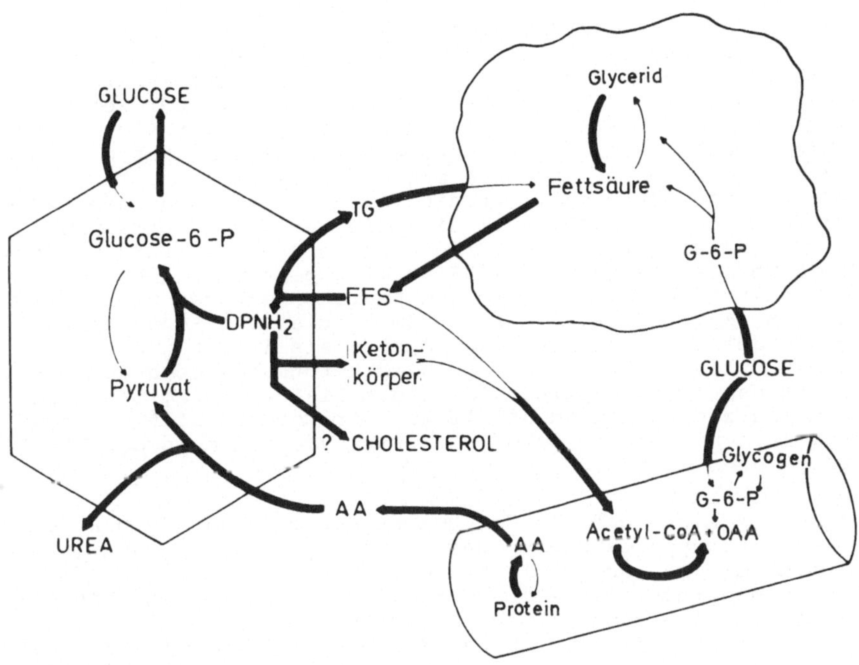

Abb. 4. Intermediärstoffwechsel beim Diabetes nach: The Pathology of Diabetes Mellitus, S. WARREN, P.M. LE COMPTE and M.A. LEGG, Lea and Febinger, Philadelphia, 1966

Gluconeogenese weg, während das vermehrte Angebot an freien Fettsäuren aus der Lipolyse zu einer gesteigerten Produktion von Ketonkörpern führt. Das bei der ungehemmt fortschreitenden Lipolyse im Fettgewebe gebildete Glycerin wird in der Leber ebenfalls zur Glucoseneubildung verwendet. Die Hyperglykaemie ist also einerseits Folge der Verwertungsstörung vor allem in Muskulatur und Fettgewebe, wobei nicht nur die mangelnde Insulinwirkung, sondern auch die Erhöhung der Fettsäuren eine Rolle spielt, und andererseits Resultat einer gesteigerten Gluconeogenese der Leber. Mit der Hyperglykaemie ist eine Zunahme der Osmolalität des Blutes verbunden. Die Folge ist eine Dehydratation der Zellen, die gleichzeitig mit einem Elektrolytverlust einhergeht. Der erhöhte Gradient zwischen Plasma- und Liquorglucose führt zu einem kompensatorischen NaCl-Anstieg im Liquor und zur Dehydratation der Hirnzellen, die letztlich für das Coma verantwortlich gemacht wird. Die Hyperosmolalität des Blutes bedingt nun eine osmotische Diurese der Niere und einen Verlust von Wasser und Salzen im Urin. Die Ketonaemie führt zu Ketoacidose und zum Verlust von Natrium und Kalium als Salze der Ketosäuren im Urin. Nach FROESCH kann in einem schweren Coma

das Wasserdefizit bis zu 8 L, das Na- und K-Defizit bis zu jeweils 400 mval betragen (4). Oft wird die Exsiccose durch Erbrechen akut eingeleitet.

Der Organismus wehrt sich mit Erniedrigung des pCO_2 im Blut
und vermehrter Abatmung der Kohlensäure in der vertieften Atmung. Gleichzeitig wird der Urin angesäuert und vermindert den
Verlust der Alkalisalze, indem nun etwa die Hälfte der Ketonkörper als freie Säuren ausgeschieden werden. Es ist klar, daß
diese Abwehrmechanismen nur aufschiebende Bedeutung haben. Während auch bei optimaler Therapie die durchschnittliche Mortalität bei etwa 5 - 10% liegt, ist sie für den alten Menschen zwei-
bis dreifach höher. Obwohl beim diabetischen Coma Hyperglykaemie und Ketoacidose zusammenwirken, ist ihre Verknüpfung nicht
unbedingt Voraussetzung für das Eintreten comatöser Zustände
beim Diabetiker. Hyperglykaemie und Hyperosmolalität oder Acidose können im Vordergrund stehen. So gibt es als Sonderform
des Coma diabeticum das als Syndrom erstmals in den fünfziger
Jahren beschriebene hyperosmolare nichtketotische Coma und andererseits das lactacidotische Coma des Diabetikers mit unauf-
fälligem Blutzucker und unauffälliger Serumosmolalität. Dieses
hyperosmolare nichtketotische Coma tritt vor allem in der Altersgruppe über 60 auf.

So handelt es sich auch bei den beschriebenen Fällen von hyper-
glykaemischen, hyperosmolaren und nichtketotischen Comata jeweils um ältere Patienten mit entweder frisch entdecktem oder
recht kurz dauerndem Diabetes. Voraus ging eine Periode mangel-
hafter Stoffwechseleinstellung, Dehydratation und schließlich
Coma. Oft erreicht der Blutzucker Werte über 1000 mg%, die Hy-
perosmolarität ist ausgeprägt mit Werten zwischen 350 und 400
mosmol/l, die gelegentlich bis zu 450 mosmol/l steigen können.
Ketonkörper und Standardbicarbonat liegen im Normbereich. Allerdings wurde die quantitative Bestimmung von Ketonkörpern
und Lactat nur in einigen der beschriebenen Fälle vorgenommen,
so daß bei kritischer Betrachtung der Literatur eine leichte
Ketoacidose oder Lactatacidose nicht auszuschließen ist. Wenn
man ein Bicarbonat von 18 mval/l als Grenze zwischen den beiden Comaformen annimmt, so kann man nach Meinung von ASSAN und
Mitarb. in etwa 10% der Fälle von Coma diabeticum mit der hyperosmolaren nichtketotischen Form rechnen (5).

Die biochemischen Grundlagen sind bei dieser Comaform nicht ganz
so klar umrissen wie bei der Ketoacidose. Eine wichtige Rolle
spielt jedoch der Wirkungsmechanismus des Insulins am Fettgewebe. Beim Experimentieren mit isolierten Fettzellen im Labor
von WILLIAMS in Seattle (6) fiel uns auf, daß es wesentlich
weniger Insulin zur Hemmung der Lipolyse bedurfte, als zur Sti-
mulation des Glucosetransportes (Abb. 5,6). Überträgt man diesen Befund auf die Situation in vivo, so kann man sich den Zustand vorstellen, bei dem gerade soviel Insulin noch vorhanden
ist, um die Lipolyse zu hemmen, der Glucoseeinstrom in Fettgewebe und Muskulatur jedoch bereits gestört ist. Dadurch kommt
es nicht zur excessiven Lipolyse, und es fehlt das erhöhte Angebot an Fettsäuren als Vorläufer der Ketonkörper in der Leber.
Andererseits kommt es durch die Verwertungsstörung zur Hyperglykaemie und damit zum Anstieg der Osmolalität des Extrazellu-
lärraumes. Die Abb. 7 zeigt die Zusammenhänge bei der Pathogenese des hyperosmolaren nichtketotischen Comas.
Weitere auslösende Faktoren können die Verabreichung von Sali-
uretica, Corticosteroiden, Hydantoin-Derivaten oder eine unzu-
reichende Flüssigkeitsaufnahme bei cerebralsklerotischen, chro-

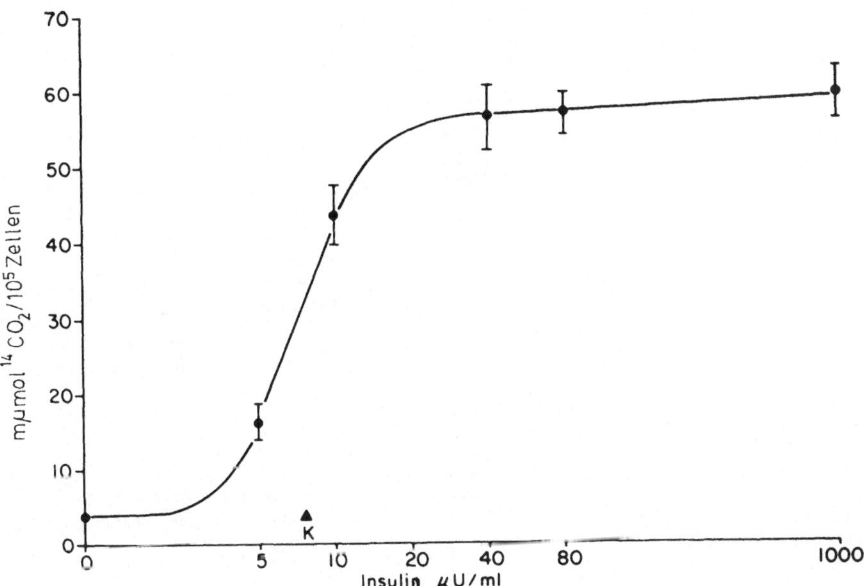

Abb. 5. Insulinwirkung auf die Glucoseoxydation isolierter Fettzellen. K deutet die halbmaximal wirksame Konzentration an
(aus (6))

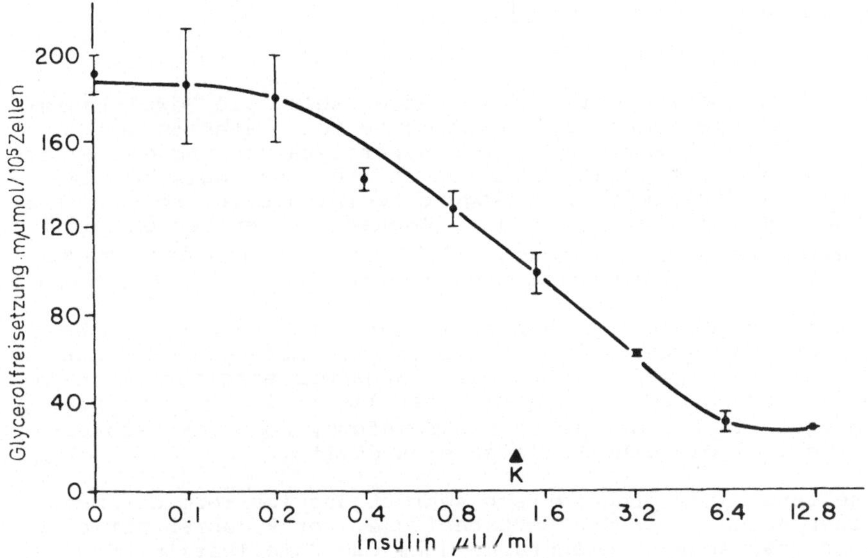

Abb. 6. Insulinwirkung auf die Lipolyse. Hemmung der durch ACTH
stimulierten Lipolyse isolierter Fettzellen in Abwesenheit von
Glucose im Medium. K deutet die halbmaximal wirksame Insulin-
konzentration an. (aus (6))

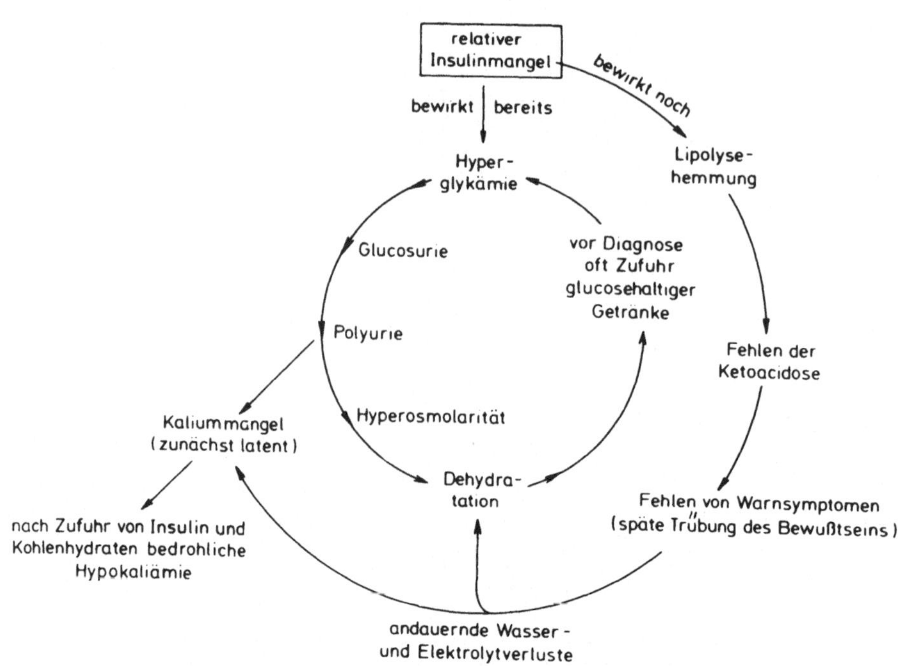

Abb. 7. Pathogenese des hyperosmolaren Coma aus: Biochemie und
Klinik des Insulinmangels. Hersg. O. WIELAND und H. MEHNERT.
Georg Thieme Verlag Stuttgart 1971

nisch kranken oder operierten Patienten sein. Die Bewußtlosigkeit ist auf die starke und verlängerte Dehydratation des Ge-
hirns zurückzuführen, die auf der Hyperglykaemie und der Hyper-
natriaemie basiert. Daneben wurden andere neurologische Störungen wie Reflexausfall, passagere Hemiplegie und fokale Reiz-
zustände beschrieben. Nach verschiedenen Autoren besteht eine
Korrelation zwischen Hyperosmolalität und dem Grad der Bewußt-
seinstrübung, die beim acidotischen Coma nicht so deutlich ist.

Die Behandlung besteht auch hier in der Zufuhr von freiem Wasser in Form von hypoosmolaren natriumarmen Lösungen. Ein Aus-
gleich der Flüssigkeitsbilanz wird langsamer erreicht als beim
ketoacidotischen Coma. Die Mortalität liegt mit 30 - 50% viel
ungünstiger als bei der letzteren Comaform, wobei der schlei-
chende Verlauf mit eine Rolle spielen dürfte.

Eine seltene, aber prognostisch sehr ungünstige Form der metabolischen Acidose ist die Lactatacidose. Vor 9 Jahren berichtete
eine amerikanische Studiengruppe über die Komplikation und
stellte fest, daß die Anhäufung von Milchsäure im Blut, die
ausreicht, um das Serumbicarbonat und den Blut-pH-Wert wesentlich zu erniedrigen, nicht generell mit der diabetischen Acidose oder uraemischen Acidose zusammenhängt, sondern wahrscheinlich als Ausdruck einer Gewebsanoxie zu sehen ist (7). Sie

stellte ferner fest, daß die Lactatacidose bei Diabetikern und
Nichtdiabetikern auftritt, offensichtlich bei Gewebsanoxien
infolge einer Verschlechterung der Zirkulation, und daß Bigu-
anide wie Phenformin bei der Entstehung eine Rolle spielen können. Tatsächlich kann man in vitro zeigen, daß hohe Konzentrationen an Biguanid zu einer Hemmung des oxydativen Glucoseab-
baus und einer kompensatorischen Verstärkung der anaeroben
Glycolyse führen, so daß daraus eine erhöhte Lactatproduktion
resultiert. Nach den Berichten mehrerer Gruppen über insgesamt
sechs Fälle von tödlich verlaufenen Lactatacidosen nach Gabe
von Phenformin, Metformin oder Buformin ist es aber deutlich
geworden, daß die Applikation dieser Mittel allein diese Komplikation nicht hervorgerufen hat. Erst in Kombination mit anderen Faktoren, wie Herzinsuffizienz oder Nierenversagen, nach
Alkohol oder längerem Fasten, kam es zur Lactatacidose.Die Kombination mit Alkohol ist insofern sehr gefährlich, als das unter Biguanid-Einfluß zweifellos verstärkt in der Muskulatur gebildete Lactat nicht von der Leber aufgenommen und in die Gluconeogenese eingeschleust werden kann, da diese durch die Verschiebung des Redoxpotentials in der Leberzelle unter Alkohol
gehemmt wird. Man findet eine Erniedrigung des Blut-pH unter
7.25, des Standardbicarbonats unter 15 mval/l und das sogenannte "Anion gap" d.h. eine Erhöhung des nach Abzug von Na und K
verbleibenden Anionenanteils auf über 30 mval/l. Zur Diagnose
müssen andere metabolische Acidosen wie die diabetische Ketoacidose, Salicylatvergiftungen usw. ausgeschlossen werden; wirk-
lich beweisend ist aber erst der Nachweis eines um mehr als
das Zehnfache angestiegenen Lactatspiegels. Nach Untersuchungen von MARLISS und Mitarb. (8) verschiebt sich aber bei der
Lactatacidose nicht nur der Lactat-Pyruvat-Quotient von etwa
10 auf über 20, sondern es kommt auch gleichzeitig zu einer
Verschiebung des ß-Hydroxybutyrat-Acetoacetat-Quotienten, was
ebenfalls die Acidose verstärkt. Die Therapie dieser deletären
Stoffwechselentgleisung wird sicher während dieses Symposiums
noch ausführlicher zur Sprache kommen; es ist klar, daß die
auslösenden Ursachen effektiv behandelt werden müssen, da sonst
die gleichzeitige Korrektur der Acidose mit Bicarbonat, THAM-
Lösungen oder sogar Peritonealdialyse nicht zum Erfolg führt.

Zum Schluß soll noch auf die Hypoglykaemie hingewiesen werden,
durch die vor allem der ältere Patient ernsthaft gefährdet wird.
Wir sehen sie in erster Linie beim Diabetiker als Folge der Überdosierung von Insulin oder der unsachgemäßen Anwendung stark
wirksamer Sulfonylharnstoffe. Aus dem großen Katalog weiterer
Ursachen sei noch die Tumorhypoglykaemie genannt, vor allem bedingt durch große retroperitoneale Fibrosarkome und durch Le-
berzellkarcinome. Die Ursachen der Tumorhypoglykaemie konnten
bis jetzt noch nicht völlig geklärt werden. Einmal scheinen
große Tumoren mit gesteigerter anaerober Glycolyse besonders
viel Glucose zu verbrauchen, andererseits konnte bei Tumorpa-
tienten eine Hemmung der Gycogenolyse, Gluconeogenese und Lipolyse nachgewiesen werden, möglicherweise bedingt durch eine
vom Tumor produzierte insulinähnliche Substanz.

Wie die Abb. 8 zeigt, könnten sich bei bereits vorhandenen Gefäßschäden im Alter schwere Hypoglykaemien besonders deletär
auswirken. Wir haben in den vergangenen Jahren einige besonders
schwere, protrahierte Hypoglykaemien bei älteren Patienten nach

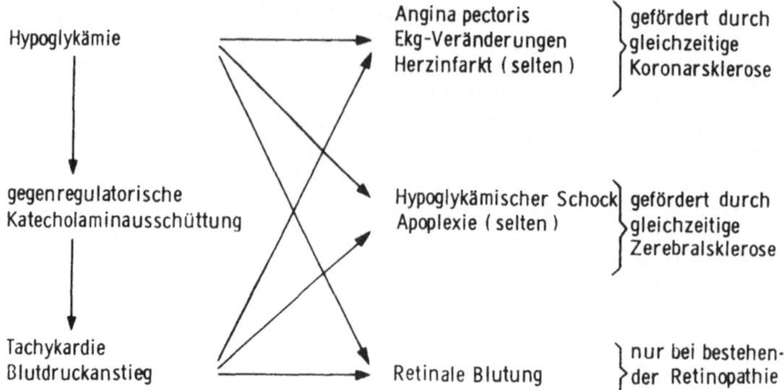

Abb. 8. Hypoglykaemie und Gefäßsystem aus: Stoffwechselkrankheiten von H. MEHNERT und H. FÖRSTER. Georg Thieme Verlag Stuttgart 1970

Glibenclamid beobachtet und raten deshalb zur besonders sorgfältigen Indikationsstellung und eventuell zur Anwendung weniger stark wirksamer Sulfonylharnstoffe.

Zusammenfassung

Kranheitsbilder wie Diabetes mellitus und Atherosklerose bringen wegen der Häufigkeit ihres Auftretens und besonderer Komplikationen gerade im hohen Lebensalter viele Probleme mit sich. Zu Unrecht wird die Zuckerkrankheit des alten Menschen oft als "leichter Altersdiabetes" bagatellisiert, obwohl sowohl akute Komplikationen (Hypoglykaemie, keto-acidotisches oder hyperosmolares Coma, Lactatacidose) als auch Gefäßschäden und ihre Folgen sehr häufig sind. Prophylaxe und Behandlungsmöglichkeiten dieser akuten und chronischen Komplikationen werden diskutiert. Als Zustände, die eine Intensivtherapie im Alter häufig erfordern, werden Sulfonylharnstoff-induzierte Hypoglykaemien sowie die erheblichen Störungen des Kohlenhydrat-, Elektrolyt- und Wasserhaushalts beim nicht acidotischen- hyperosmolaren Coma genannt.

Literatur

1. MEHNERT, H., SEVERING, H., REICHSTEIN, W., VOGT, H.: Früherfassung von Diabetikern in München 1967/68. Dtsch. med. Wschr. 93, 2044 (1968).
2. MARKS, H.H., KRALL, L.P., WHITE, P.: Epidemiology and Detection of Diabetes, in: Joslin's Diabetes Mellitus, A. MARBLE, P. WHITE, R.F. BRADLEY and L.P. KRALL. Hrsg., Lea and Febinger, Philadelphia 1971, S. 23.
3. SCHÖFFLING, K., PETZOLDT, R., WALTHER, A., TRÄBERT, A.: Epidemiologie, Ätiologie und Prognose des Coma diabeticum in: Biochemie und Klinik des Insulinmangels. Hrsg. O. WIELAND und H.MEHNERT, S. 100. Stuttgart: Georg Thieme Verlag 1971.

4. FROESCH, E. R., ROSSIER, P.H.: Die akute diabetische Stoffwechselentgleisung und das Coma diabeticum. In: A. Lab-
   hart, Klinik der Inneren Sekretion, 2. Aufl. Berlin-
   Heidelberg: Springer Verlag 1971.
5. ASSAN, R., SOUCHAL, B., AUBERT, P., TCHOBROUTSKY, G., DEROT,
   M.: Comas métaboliques non acidocétosiques chez des
   diabétiques. Presse méd. 77, 787 (1969).
6. HEPP, D., POFFENBERGER, P.L., ENSINCK, P.L., WILLIAMS, R.H.:
   Effects of nonsuppressible insulin-like activity and
   insulin on glucose oxidation and lipolysis in the iso-
   lated adipose cell. Metabolism 16, 393 (1967).
7. WATERS, W.C., HALL, J.D., SCHWARTZ, W.B.: Spontaneous lactic
   acidosis. The nature of acid-base disturbance and con-
   siderations in diagnosis and management. Amer. J.Med.
   35, 781 (1963).
8. MARLISS, E.B., OHMAN, J.L., Aoki, T.T., KOZAK, G.P.: Altered
   redox state obscuring ketoacidosis in diabetic patients
   with lactic acidosis. New Engl. J. Med. 283, 978 (1970).

Zum Vitamin- und Mineralstoffbedarf im Alter

D. Schlettwein-Gsell

Über den Vitamin- und Mineralstoffbedarf im Alter existiert
eine große Zahl von Bilanz-, Ausscheidungs- und Resorptions-
versuchen, deren Ergebnisse in verschiedenen Übersichtsrefe-
raten zusammengefaßt vorliegen (EXTON-SMITH und SCOTT, 1968,
SMITH-HARRISON, 1968, SCHLETTWEIN-GSELL, 1972 u.a.m.). Über einige wichtige Fragen wird im Folgenden berichtet.

a) Versorgung mit Vitaminen

Nach bisherigen Untersuchungen ist der Vitaminbedarf im Alter
gegenüber jüngeren Erwachsenen nicht verändert, doch ist die
tatsächliche Aufnahme an Vitaminen durch die Kost bei alten
Menschen oft sehr gering.

Tabelle 1 gibt einige diesbezügliche Resultate aus neueren Erhebungen wieder, bei denen die Nahrungsaufnahme während einer
Woche mittels der präzisen Wägemethode bestimmt und zudem der
Vitamin A- und C-Gehalt aller Gerichte chemisch analysiert wurde. Die Tabelle zeigt, daß keiner der 38 erfaßten Altersheiminsassen die wünschenswerten Mengen (55 bzw. 60 mg Vitamin C
und 5000 IE Vitamin A) zu sich nahm; nicht einmal die Hälfte
der Probanden erreichten 50% der wünschenswerten Mengen. Es
fanden sich wiederholt Tage, an denen die Vitamin C-Zufuhr nur
1-3 mg/Tag betrug.

Ganz allgemein besteht bei Heimkost die Gefahr, daß Kochverluste auftreten, was der PLATT-Report über Spitalkost bereits
1963 kommentierte. BRUBACHER et al. (1971) bestätigen auch,
daß die Ernährungsverhältnisse in psychiatrischen Kliniken
denjenigen in Altersheimen vergleichbar sind. Es ist aber auch
so, daß gerade gewisse in Altersheimen gern verabreichte Diät-
formen besonders arm an Vitamin C sind. Dies gilt vorwiegend
für die pürierte Schonkost, bei der bei einer Erhebung über
10 Tage ein mittlerer Gehalt von nur 19 mg/Tag analysiert wurde (SCHLETTWEIN-GSELL, 1969).

Teilweise ist der Vitamin C-Mangel der Kost auch darauf zurückzuführen, daß von Altersheimen oft ausgeteilte an sich Vitamin
C-haltige Gerichte von den Heiminsassen abgelehnt werden. Dies
zeigte sich bei einer diesbezüglichen Erhebung an 1500 Mahlzeiten in Altersheimen, wo 44% der angebotenen Salate und 20% der
angebotenen Früchte völlig zurückgewiesen wurden (Tabelle 2).
Vergleiche zwischen verschiedenen Heimen zeigen aber, daß auch
alte Menschen Früchte, Salate und Gemüse zu sich nehmen, wenn
den Geschmacksrichtungen, der Verträglichkeit und der Darrei-
chungsform Rechnung getragen wird.So wurde beispielsweise auf
derselben Abteilung, auf der 80% der Probanden Äpfel ablehnten,
Orangensaft von allen Patienten gern getrunken.

Tabelle 1. Deckung des Vitaminbedarfes durch die Nahrung. (Erhebung nach der präzisen Wägemethode mit chemischen Analysen)

Bedarf [3] m / f	Anzahl Personen mit gedecktem Bedarf in % Altersheime [4]				zu Hause Alterssiedlung[5] Mahlzeitenbezüger[6]			
	24 Männer		14 Frauen					
	Bedarf gedeckt zu mehr als		Bedarf gedeckt zu mehr als		Bedarf gedeckt zu mehr als		Bedarf gedeckt zu mehr als	
	100 %	50 %	100 %	50 %	100 %	50 %	100 %	50 %
Vitamin A[1] IE 5000	0	46	0	64	25	100	30	55
Vitamin B_1[2] mg 1.2/1.0	0	83	7	93	75	100	60	95
Vitamin B_2[2] mg 1.7/1.5	13	92	29	100	75	100	40	95
Vitamin B_5[2] mg 2.0	4	50	0	7	–	–	0	25
Vitamin PP[2] mg 14/13	25	96	21	100	25	100	15	100
Vitamin C [1] mg 60/55	0	46	0	28	58	84	40	75

1) Aufnahme chemisch analysiert. Methodik s.SCHLETTWEIN et al., 1968 und VUIEULLEMIER, 1967
2) Aufnahme berechnet nach Wissenschaftliche Tabellen 1968
3) NATIONAL RESEARCH COUNCIL, 1968
4) SCHLETTWEIL-GSELL, 1972a
5) SCHLETTWEIN-GSELL et al., 1968
6) SCHLETTWEIN-GSELL, 1971

Tabelle 2. <u>Rückweisungsquote in Altersheimen.</u> (Beobachtungen an 1500 Mahlzeiten

Gericht	Zahl der Mahlzeiten in denen dieses Gericht serviert wurde	davon in % völlige Rückweisung	% Annahme zu 75 % o.m.
Suppen	1112	33%	57%
Fleischgerichte	803	10%	70%
Fischgerichte	68	9%	65%
Eierspeisen	119	10%	73%
Teigwaren	153	7%	67%
Kartoffeln	626	12%	54%
Reis	123	24%	35%
Gemüse	669	15%	57%
Salate	722	44%	39%
Früchte	317	20%	73%
Kompotte	736	22%	62%
Desserts	148	9%	84%

Auch konnte beobachtet werden, daß die Patienten sich aus eigenen Mitteln Erdbeeren oder Kirschen besorgten (FIESS und SCHLETTWEIN, 1973). Zudem ist es in diesem Zusammenhang auch wichtig, sich vor Augen zu halten, daß bedeutende Mengen an Vitamin C heute aus den Wurstwaren stammen, nachdem das Vitamin bei der Umrötung verwendet wird. Chemische Analysen der Kost in ländlichen Heimen zeigten, daß bis zu 76% der aufgenommenen Tagesmengen an Vitamin C aus Wurstwaren stammen kann (SCHLETTWEIN-GSELL, 1972a).

Es ist also durchaus möglich, auch bei alten Menschen eine den Empfehlungen entsprechende Versorgung mit Vitamin C zu erreichen, wenn diesen Tatsachen die nötige Beachtung geschenkt wird. Vergleiche mit Untersuchungen an zu Hause lebenden alten Menschen zeigen (Tabelle 1), daß die Versorgung zu Hause wesentlich besser ist als in Altersheimen, sogar besser bei der an sich gefährdeten Gruppe von Mahlzeitenbezügern.

Die Versorgung mit Vitaminen des B-Komplexes wurde bei den in Tabelle 1 zusammengestellten Erhebungen unter Berücksichtigung der üblichen Kochverluste anhand von Tabellen errechnet. Die Ergebnisse sind also weniger zuverlässig als diejenigen bezüglich Vitamin A und Vitamin C. Auf Grund der vorliegenden Resultate kann angenommen werden, daß die Zufuhr an Vitamin B_1, B_2 und PP durchschnittlich zwischen 50 und 100% der wünschenswerten Mengen deckt. Die Zufuhr an Vitamin B_6 ist dagegen in allen erfaßten Gruppen deutlich defizitär.

Die Ergebnisse der Ernährungserhebungen werden bestätigt durch Serumanalysen. 97% der männlichen Insassen eines der im Rahmen der Ernährungserhebung untersuchten Altersheime wiesen Plasma-Vitamin-C-Werte von weniger als 0,1 g/100 ml auf, was als defizient gilt. Auch die Versorgung mit Vitamin B_6 (gemessen anhand

von Aktivierungskoeffizienten von Erythrocyten-Enzym-Aktivitä-
ten) erwies sich als ungenügend (BRUBACHER und SCHLETTWEIN, in
Vorbereitung).

Ebenfalls auf Grund von Serumanalysen muß ferner vermutet werden, daß Folsäuremangel bei alten Menschen verbreitet ist. Folsäurewerte von weniger als 6 ml fanden sich bei 80% der Neuein-
tritte in ein Altersheim in England (READ et al., 1965). Als ak-
zeptierbare Folsäurewerte gelten 6-21 ml. Wegen technischer
Schwierigkeiten wurden bisher nur vereinzelt Bestimmungen des
Gehaltes der zubereiteten Nahrung an Folsäure durchgeführt.
Eine diesbezügliche Untersuchung von HURDLE 1968 in Schottland
fand eine direkte Beziehung zwischen dem Folsäuregehalt in der
Nahrung und den Serumwerten. Natürlich vorkommende Folsäure
ist sehr labil und wird durch Hitzeexposition während 30 Minuten völlig zerstört (HERBERT,1968). Obgleich Folsäure in fast
allen Lebensmitteln natürlicherweise vorkommt, kann damit eine
nur aus gekochten Lebensmitteln bestehende Diät praktisch fol-
säurefrei sein (HERBERT, 1970).

Eine Intensivbehandlung alter Menschen muß also auf Grund dieser Resultate beachten, daß größere, ernährungsbedingte Vita-
minmängel vorliegen können. Insbesondere gilt dies für Vitamin
C und Folsäure.

Doch ist gleichzeitig vor routinemäßigen Gaben von hoch dosier-
ten Polyvitaminpräparaten zu warnen, obgleich diese immer wieder empfohlen werden und teilweise von erstaunlichen Erfolgen
berichtet wird (BROCKLEHURST et al., 1968). Bei der im Alter
herabgesetzten Toleranzgrenze ist die Gefahr einer Überdosierung groß, ferner wird das Gleichgewicht der Vitamine untereinander gestört, wenn nur eines oder einige Vitamine über längere Zeit in hohen Dosen verabreicht werden (MORGAN, 1962).

Es ist also auf lange Sicht sicher erfolgsversprechender, eine
genügende Vitaminversorgung durch angemessene Kost als durch
medikamentöse Gaben erreichen zu wollen.

b) Hypokaliämien

JUDGE hat 1968 den Kaliumgehalt des Serums an 1000 konsekutiven Eintritten in ein geriatrisches Spital in England bestimmt
und 104 Fälle von Hypokaliämie (weniger als 3.5 mval/1) gefunden (Tabelle 3). Als anamnestische Ursache diagnostizierte er
bei diesen Fällen an erster Stelle (29%) medikamentöse Ursachen (orale Diuretica). Der Häufigkeit nach an zweiter Stelle
fanden sich ernährungsbedingte Ursachen (22%), wobei vor allem
ein Mangel an Milchprodukten und Kartoffeln zu einem Unterangebot an Kalium führt. Eine relativ große Gruppe an Patienten
mit Hypokaliämien fand sich zudem nach cerebrovaskulären Insulten (20%), so daß eine routinemäßige Untersuchung des Elek-
trolytgehaltes des Serums bei Intensivbehandlung notwendig erscheint.

Der Kaliumgehalt der Nahrung gewinnt an Interesse, nachdem
JUDGE 1971 zeigen konnte, daß auch beim klinisch gesunden al-
ten Menschen ein Zusammenhang zwischen dem Kaliumgehalt in der
Nahrung und der Muskelkraft der Hand besteht. Auch bei normalen

Tabelle 3. Ursachen von 104 Fällen mit Hypokaliämie (JUDGE 1968). Retrospektive Erhebung an 1000 konsekutiven Eintritten in ein geriatrisches Spital

Ursache	Anzahl	%
Medikamentös	30	29 %
Anorexie, "Malnutrition"	23	22 %
Cerebraler Insult	21	20 %
Diarrhoe und andere Störungen der Darmtätigkeit	18	17 %
Erbrechen	10	10 %
Anderes	2	2 %
Total	104	100 %

Hypokaliämie: Serumkalium < 3.5 mval/1

Serumwerten nimmt die Muskelkraft der Hand bei abnehmendem Kaliumgehalt der Nahrung ab. Auf Grund der von JUDGE 1971 errechneten Relation erscheint ein Kaliumgehalt der Nahrung von 60 m Eqval/Tag beziehungsweise 2400 mg/Tag als wünschenswert zur Erreichung angemessener Muskelkraft für den alten Menschen. Diese Menge ist wesentlich höher als die üblicherweise geforderten 800-1300 mg/Tag (National Research Council 1968). Es liegen bisher kaum Erhebungen über die tatsächlich durch die Nahrung zugeführte Kaliummenge vor. Erste von uns durchgeführte chemische Analysen der Nahrung in Altersheimen während einer Woche (SCHLETTWEIN und SEILER,1972) zeigten, daß nur 6 von 24 Männern und nur 1 von 13 Frauen mehr als 2400 mg/Tag an Kalium zu sich nahmen (Tabelle 4). Vermehrte Untersuchungen erscheinen notwendig.

Tabelle 4. Aufnahme an Kalium mg/Tag. Untersuchungen in 3 Altersheimen, chemische Analyse der Nahrung während einer Woche. (SCHLETTWEIN und SEILER,1972)

Probanden	Durchschnittliche Aufnahme pro Tag	Anzahl von Personen mit Aufnahmen von		
		1300 mg	1300-2400 mg	2400 mg
24 Männer	2078mg (883-4905mg)[+]	2	16	6
14 Frauen	1887mg (823-4045mg)[+]		13	1

+) Spanne bezeichnet die Werte einzelner Tage.

c) Magnesiumgehalt der Nahrung

Neuer Untersuchungen über die Bedeutung des Magnesiums in der
Nahrung fordern, daß alte Menschen mindestens 500 mg/Tag zu
sich nehmen (SZELNÉNYI, 1971). Diese Forderung übertrifft die
Empfehlungen des NATIONAL RESEARCH COUNCIL, 1968, der für Männer 350 mg/Tag, für Frauen über 35 Jahren sogar nur 300 mg/Tag
für nötig erachtet.

Magnesium verhindert im Experiment bei kardiovasopathogener
Diät das Auftreten von Hypertonien und Herzmuskelveränderun-
gen (RIGO et al. 1968). Zudem tritt unter Magnesiumgaben bei
Fettzufuhr keine Beschleunigung der Blutgerinnung auf (SZELÉNYI
et al., 1967).

Nur wenige Ernährungsanalysen berücksichtigen die tatsächliche
Magnesiumzufuhr durch die Nahrung, obgleich genügend Lebens-
mittelanalysen vorliegen (Übersichtsreferat SCHLETTWEIN-GSELL
und MOMMSEN-STRAUB, 1972). Unsere Erhebungen in Altersheimen
analysierten an nur einem von 265 Untersuchungstagen (0.4%)
eine Aufnahme von mehr als 500 mg/Tag, an nur 25 von 265 Untersuchungstagen (9%) eine solche von mehr als 350 mg/Tag (SCHLETT-
WEIN-GSELL und SEILER, 1972). Weder den üblichen noch den spezifisch geriatrischen Empfehlungen wird also durch die tatsächliche Nahrungszufuhr entsprochen.

d) Kupfer, Zink, Nickel

Der Gehalt der Nahrung an selteneren Metallionen wie Kupfer,
Zink oder Nickel ist bisher kaum untersucht, obgleich Beziehungen zwischen der Versorgung mit diesen Substanzen und der
Entstehung chronischer Krankheiten vermutet werden (vgl. Über-
sichtsreferate SCHLETTWEIN-GSELL und MOMMSEN-STRAUB, 1970-1972).
Insbesondere werden Zusammenhänge zwischen der Pankreasfunk-
tion und der Versorgung mit Zink postuliert. Zu denken gibt
ferner die Tatsache, daß der Nickelgehalt im Serum bei Infarkt-
Patienten erhöht ist.

Es liegen bisher nur Schätzungen über die obere oder untere
Grenze der wünschenswerten Zufuhr an diesen Substanzen vor.
Es muß aber angenommen werden, daß die zunehmende Verwendung
technisch verarbeiteter Lebensmittel den Nahrungsgehalt an man-
chen Metallionen stark herabsetzt, an anderen, insbesondere an
Zink und Nickel, durch Kontamination unverhältnismäßig stark
erhöht (WHO, 1972). Erste diesbezügliche Untersuchungen in Altersheimen (Tabelle 7) zeigen, daß sehr hohe Aufnahmen an Nik-
kel gefunden werden (SCHLETTWEIN-GSELL und SEILER, 1972). SCHROE-
der (1962) berechnete, daß eine fleischhaltige Kost weniger
als 10 μg Nickel pro Tag, eine rein vegetarische Kost etwa 700-
900 mg/Tag enthalte. Unsere Befunde sind mit durchschnittlich
3.8 mg/Tag mehr als dreimal so hoch.

Man muß sich fragen, ob mit den bestimmten Extremwerten von
mehr als 9 mg/Tag eine obere zulässige Grenze nicht bereits

Tabelle 5. Analysen des Nahrungsgehaltes an Kupfer, Nickel und Zink in der Nahrung von Altersheiminsassen (265 Untersuchungstage).

	mittlere Aufnahme mg / Tag	Verteilung Anzahl Tage mit
Nickel	3,79 (0,98-9,48)	< 1 mg/Tag : 1 > 5 mg/Tag : 45
Zink	15,3 (5,3-37,3)	<12 mg/Tag : 78 >20 mg/Tag : 44
Kupfer	2,86 (0,62-6,43)	<1,5mg/Tag : 20 > 5 mg/Tag : 11

nach SCHLETTWEIN-GSELL und SEILER, 1972

überschritten wird. Ähnliches gilt für die Aufnahme an Kupfer und Zink, wo je nach Zubereitungsart der Nahrung teilweise sehr hohe Aufnahmen gefunden wurden, teilweise aber auch Aufnahmen, die die wünschenswerten Mengen nicht erreichen (12mg Zink). Die zunehmende technische Verarbeitung unserer Nahrung fordert gerade im Hinblick auf eine mögliche epidemiologische Bedeutung dieser Substanzen eine vermehrte Beachtung dieser Zusammenhänge.

References

BROCKLEHURST, J.L., GRIFFITHS, L.L., TAYLOR, G.F., MARKS, J., SCOTT, D.L. BLACKLEY, J.: Geront. clin. 10, 309 (1968).
BRUBACHER, G., SCHLETTWEIN-GSELL, D.: Actuelle Gerontologie 1, 461 (1971).
EXTON-SMITH, A.N.SCOTT, D.L.: Vitamins in the elderly. Wright, Bristol (1968).
FIESS-BURKHALTER, U., SCHLETTWEIN-GSELL,D.:Zum Problem der Rückweisung von Gerichten bei kollektivverpflegung. Ztschrift Praeventurmedizin 18, 361 (1973).
HERBERT,V.: Am. J. Clin. Nutr. 21, 1115 (1968).
HERBERT,V.: Am. J. Clin. Nutr. 32, 841 (1970).
HOBSON, W., PEMBERTON, J.: The health of the elderly at home. Butterworth, London 1955.
HURDLE, A.D.F.: Med.J. Austr. 53, 101 (1968).
JUDGE, T.G.: Geront. clin. 10, 102 (1968).
JUDGE, T.G., COWAN, N.R.: Geront. clin. 13, 221 (1971).
MORGAN, A.F., GILLUM, H.L., WILLIAMS, R.L., JEROME, D.W., MURAI, M., SAILER, F.: J. Nutr. 55, 265,431,655(1955).
MORGAN, A.F.: Gerontologist 2, 77 (1962).
NATIONAL RESEARCH COUNCIL: Food and Nutrition Board. Recommended Dietary Allowance Revised 1968. Nat. Acad. Sci. Publ. 1694 Washington (1968).
PLATT, B.S., EDDY, T.P., PELLETT, P.L.: Food in Hospitals. Oxford Univ. Press Oxford 1963.
READ, A.E., GOUGH, K.R., PARDOE, J.L., NICHOLAS, A.: British Med. J. II, 843 (1965).
RIGO, J., SZELENYI, I.: Z. Ther. 6, 369 (1968).
SCHLETTWEIN-GSELL, D.: Gerontologia 14, 216 (1968).

SCHLETTWEIN-GSELL, D.: Int. Zs. Vit. Forschung 39, 457 (1969).
SCHLETTWEIN-GSELL, D.: Int. Zs. Vit. und Ern. Forschung 41,
        141 (1971).
SCHLETTWEIN-GSELL, D.: in: H.J- Holtmeier (ed.) Handbuch der
        Ernährungslehre und Diätetik Bd. II/2, p. 305. Thieme
        Stuttgart 1972.
SCHLETTWEIN-GSELL, D., SEILER, H.: Mitteil. Gebiet Lebensunters.
        und Hygiene. 63, 188 (1972).
SCHLETTWEIN-GSELL, D., MOMMSEN-STRAUB, S.: Int. Z. Vit. For-
        schung 40, 659, 673, 41, 116, 268, 429, 554, 42, 304,
        (1970-1972).
SCHLETTWEIN-GSELL, D.: Int. Zt. Vit. Ern. Forschung 42, 3,
        (1972a).
SCHROEDER, M.A. BALASSA, J.Z. TIPTON, J.H.: J. Chron. Dis. 15,
        941 (1962).
SMITH, D.A., HARRISON, J.: Proc. Nutr. Soc. 27, 201 (1968).
SZELÉNYI, I.: in Durlach, I. (ed.) Premier Symposium Interna-
        tional sur le déficit magnésique en pathologie humaine.
        Vittel Paris 1971.
VUIEULLEMIER: Int. Zt. Vit. Ern. Forschung 37, 504 (1967).
WHO: WHO Chronicle 26, 51 (1972).
Wissenschaftliche Tabellen Documenta Geigy, 7. Aufl. Basel 1968.

Zur Frage der Bedeutung von vital bedeutsamen Kationen in der Geriatrie

M. Heinitz

Eine unübersehbare Zahl von Stoffwechselprozessen benötigt
Metalle als Effektoren (1). Blockierung, Inaktivierung oder
Unterangebot von solchen Effektoren führen zu einer Reduktion
von Stoffwechselprozessen, die sich mit klinischen Untersu-
chungsmethoden oft nur unzureichend nachweisen lassen, welche
andererseits aber klinisch belegbar sind, wie es sich am Beispiel des Kaliummangels demonstrieren läßt: Während ideomusku-
lärer Wulst und Ekg-Zeichen typisch sind, können die Serumka-
liumwerte im Normbereich sein (20).
Beim Diabetiker lassen sich erhöhte Harnzinkausscheidungen
nachweisen (4,13,17), während die Serumzinkwerte im Normbereich
liegen. Das nur zu Schwierigkeiten der Metalldefizitdiagnose
in vivo. Wir halten fortlaufende Bestimmungen bestimmter Metalle in der 24-Stunden-Harn- bzw. Faecesmenge unter einer de-
finierten Diät und vergleichbaren Bedingungen für notwendig,
um einen Anhalt dafür zu bekommen, welche Metalle eine negative oder positive Bilanz zeigen. Dadurch sind auch Mechanismen
auffindbar, welche verminderte bzw. erhöhte Ausscheidungen erwarten lassen. Mit Mangelzuständen muß gerechnet werden, wenn
durch die Nahrungszufuhr die erhöhte Ausscheidung einzelner
oder mehrerer Metalle nicht mehr ausgeglichen werden kann, wie
dies beim Diabetes mellitus, bei der Leberzirrhose, beim Car-
cinom und beim chronischen Alkoholismus der Fall sein kann im
Hinblick auf die Zinkurie (5). HOLTMEIER hat eine Reihe von
exogenen und endogenen Faktoren zusammengestellt, die eine erhöhte Magnesiumausscheidung zur Folge haben (10). Bedeutsam
ist, daß es intermittierend oder auch prolongiert Störungen
von Stoffwechselabläufen gibt, bei denen man auch mit Kationen-
verlusten rechnen muß. Postoperativ kommt es zur vermehrten
Ausscheidung von Kalium, Magnesium und Zink (für weitere Kationen ist es anzunehmen). Die postoperativen Störungen des
Elektrolythaushalts sind in großem Umfang von den Kollegen der
Anaesthesiologie untersucht worden. Kationenverluste dürften
auch für eine beschleunigte Alterung des Organismus nicht ohne
Konsequenz sein. Wir finden nämlich schon bei frühen Zuständen
der Arteriosklerose eine Minderung des Zinkgehaltes in der
Aorta (2). Auf Magnesiummangel sind degenerative Veränderungen
der Aorta experimentell erzeugt worden (15). Der Chromgehalt
des Organismus nimmt während der Alterung ab (21). Von Interesse ist dabei, daß Chrommangel zu einer Verschlechterung der
Glucosetoleranz führt (22).

Wir konnten über fünf Jahre den Einfluß eines Kompositums von
Mineralien und Spurenelementen (welches Kalium, Magnesium,
Eisen, Kobalt, Mangan, Zink und Kupfer in Asparaginatform enthält) auf die nachlassende Vitalität älterer Menschen verfolgen (8). Die subjektiven Eindrücke waren überraschend gut. Ob-
jektivieren ließen sich diese in einem Anstieg des Gesamtei-
weißes im Serum schon innerhalb von 1 - 2 Wochen. Die Gewichts-

kurven zeigten steigende Tendenz. Zu einem späteren Zeitpunkt
konnte festgestellt werden, daß die in diesem Kompositum zusammengestellten Mineralien und Spurenelemente mit denen einer
in den USA entwickelten vollbilanzierten synthetischen Diät
übereinstimmen, d.h. einer Diätform, deren Bereitstellung
jahrelange Tierversuche und Erprobungen am Menschen vorausge-
gangen sind, ohne daß Mangelerscheinungen auftraten (6).

Verminderte Gesamteiweiß-Spiegel bei Betagten sind bekannt.
THANNHAUSER hat schon früh auf Beziehungen zwischen Mineral-
haushalt und Eiweißstoffwechsel hingewiesen (26). Der Protein-
umsatz im Alter ist allgemein verlangsamt (19). Magnesiummangel setzt das Gesamtprotein herab (11). An Hand einer elegan-
ten Versuchsanordnung wies WESER eine Wirkung von Zink auf die
nukleare RNA- und Proteinsynthese der Rattenleber nach (27).
Die Meßdaten legten dar, daß Zink zu den biochemisch aktiven
Metallionen im Nukleinsäurestoffwechsel zählt. Magnesium (1)
und Zink (9,18) gehören außerdem zu den Kationen, welche neben
Chrom (22) im Kohlenhydratstoffwechsel eine Rolle spielen.

Die klinischen Ergebnisse und tierexperimentellen Daten belegen, daß es sich bei der Zufuhr von lebenswichtigen Metallen
beim alternden Menschen um eine definierte und gezielte Therapieform handelt und nicht um eine Scheinbehandlung. Sie ist, wie
das von einer Therapieform zu fordern ist, objektivierbar.

Warum für diese Therapie Metall-Chelate, die als sogenannte
Schleppersubstanz eine Carrierfunktion ausüben, gegenüber anor-
ganischen Salzen bevorzugt werden, belegen eine Reihe von Un-
tersuchungsergebnissen (12,14,24). Bei akuten Mangelzuständen
ist ein intrazellulärer Einschleuseffekt notwendig.Dieser wird
in großem Umfange durch diese Substanzen garantiert, was durch
zahlreiche Untersuchungen belegt wurde und sich im klinischen
Verlauf widerspiegelt (16,23,25).

Zusammenfassung

Die Bedeutung von Mineralien und Spurenelementen als Effektoren
für zahlreiche Stoffwechselprozesse ist belegt. Ihr Mangel kann
zu einer Reduktion dieser Vorgänge führen. Dies läßt sich klinisch und experimentell nachweisen. Nicht nur ein Unterangebot
in der Nahrung, sondern ebenso eine vermehrte Ausscheidung
(im Harn, in den Faeces und über die Haut) vital bedeutsamer
Kationen infolge exogener oder endogener Faktoren kann Störungen des Mineralienhaushalts verursachen. Zusammenhänge zwischen
der Alterung des Organismus und Kationenmangel - und damit verbunden das Nachlassen einer Fermentaktivität - werden aufge-
zeigt. Da einige Kationen für den Eiweiß- wie Kohlenhydratstoffwechsel, welche im Alter gestört sein können, von besonderer Wichtigkeit sind, bietet sich ihre Zufuhr in der Geriatrie
besonders an. Die Eignung von Metall-Chelaten gegenüber anor-
ganischen Metallsalzen wird erörtert. Eine Therapie mit vital
bedeutsamen Kationen in der Geriatrie ist definiert und objektivierbar.

Summary

The role of minerals and trace elements as effectors in a number of metabolic processes is demonstrated. A lack of these may lead to a reduction in these processes. This can be shown both clinically and experimentally. Disturbances of mineral balance can arise not only from inadequate intake in nutrition, but also as a result of increased excretion (in the urine and faeces, and via the skin), of cations of vital importance. A relationship has been shon between ageing of the organism and cation lack, resulting in a falling off of enzyme activity. Since certain cations are of particular importance in protein as well as in carbohydrate metabolism, and since these may be disturbed in the aged, it is of particular importance that they should be prescribed for geriatric patients. The suitability of metal chelates rather than inorganic metallic salts is discussed. Geriatric treatment with vitally important cations is defined and can be objectivised.

Literatur

 1. AIKAWA, J.K. et al.: Proc.Soc.Exper.Biol.Med. $\underline{103}$, 363
        (1960).
 2. BALA, A., PLOTKO, S.A., FURMENKO, G.J.: Therap.arch.Moskva
        $\underline{39}$, 105 (1967).
 3. BERSIN, Th.: Akad. Verlagsges. Frankfurt/Main 1963, S. 261
 4. CONSTAM, G.R., LEEMANN, W., ALMASY, F., CONSTAM, A.G.:
        Schweiz. Med. Wschr. $\underline{94}$, 1104 (1964).
 5. Doc.Geigy, 7. Aufl. (1968).
 6. FEKL, W.: Medizin u. Ernähr. $\underline{11}$, 2-6 (1970).
 7. GROTHUESMANN, H.G.: Med.Welt $\underline{16}$, 1866 (1965).
 8. HEINITZ, M.: Med.Welt $\underline{20}$, 1144 (1969).
 9. HEINITZ, M.: Wien.Zschr.f.Innere Med. $\underline{50}$, 5, 187 (1969).
10. HOLTMEIER, H.J.: Gg. Thieme-Verlag, Stuttgart 1968 "Ernährungswissenschaften".
11. JACOB, M., FORBES, R.M.: Nutrit. $\underline{99}$, 51 (1969).
12. LABORIT, H., NIAUSSAT et al.: Comptes rend:Soc.Biol. $\underline{151}$,
        1388, (1957); $\underline{152}$, 1094 (1958).
13. MELTZER, L.E., RUTMAN, J., GEORGE, P., RUTMAN, R.,
        KITCHELL J.:Amer.J.Med. Sci. $\underline{244}$, 282 (1962).
14. McMENAMY, R.H., LUND, C., NEVILLE, J., WALLACH,F.: J.Clin.
        Invest. $\underline{39}$, 1675 (1960).
15. MERKER, H.J., GÜNTHER, Th.: Z.Klin.Chem.u.Klin.Biochem. $\underline{8}$,
        374-378 (1970).
16. NAKAHARA, M., YOSHIHARA, T. et al.: Arzneimittelforsch. $\underline{18}$,
        342 (1968).
17. PIDDUCK, H.G., WREN, P.J.J. et al.: Diabetes $\underline{19}$, 4, 240
        (1970).
18. QUARTERMAN, J.: Biochem.biophys.Acta $\underline{177}$, 3, 644 (1969).
19. RICHTERICH, R.: Berlin-Göttingen-Heidelberg: Springer 1958
20. SCHMIDT-VOIGT, J., OLESCH, K.: Med. Klinik $\underline{67}$, 120 (1972).
21. SCHROEDER, H.A., BALASSA, J.J., TIPTON, I.H.: J.Chron.Dis.
        $\underline{15}$, 941 (1962).
22. SCHWARZ, K., MERTZ, W.: Arch.Biochem.Biophys.$\underline{85}$, 292 (1959).
23. SEBENING, F., STRUCK, E., REYMANN, B.,: Arzneimittelforsch.
        $\underline{18}$, 347 (1968).
24. SOUPART, P.: Elsevier Publishing Co.Amsterdam/LondonN.Y.
        "Amino Acid Pools" S. 220-262 (1962).

25. STAIB, I., KRETZSCHMAR, M.: Arzneimittelforsch. $\underline{18}$, 342 (1968).
26. THANNHAUSER, S.J.: Stuttgart: Thieme 1957.
27. WESER, U., SEEBER, S., ARNECKE, P.: Z.Naturforschg. $\underline{24b}$, 866 (1969).

Biochemische Alternsvorgänge des Bindegewebes

E. Buddecke

Eine Basis für verallgemeinernde Aussagen über die Biochemie
des Bindegewebes und seine Altersveränderungen bildet die Tatsache, daß alle Bindegewebsformen aus einem Grundtyp - dem em-
bryonalen Bindegewebe - hervorgegangen sind und erst im Verlauf
der Ontogenese einen ganz bestimmten organspezifischen Diffe-
renzierungsgrad erreicht haben. Bei aller Vielfalt der morphologischen Erscheinungsform läßt jedes Bindegewebe daher auch
einen typischen Aufbau aus Zellen und Extrazellulärsubstanz
erkennen. Der prozentuale Anteil ist in bindegewebigen Organen geringer als in parenchymatösen Organen und beträgt oft
nur 20 - 30 % des Organvolumens. Die extrazellulären Bestand-
teile - kollagene und elastische Fasern - und die strukturlo-
se Grundsubstanz bilden die Hauptmasse des Bindegewebes.

Für das Studium biochemischer Altersveränderungen bietet das
Bindegewebe besonders günstige Voraussetzungen, da es Zellbau-
steine und Enzyme in exakt bestimmbaren Quantitäten bzw. Aktivitäten enthält, da die extrazellulären Proteoglykane[+] bzw.
sauren Glykosaminoglykane des Bindegewebes chemisch und physi-
kochemisch gut charakterisierte Makromoleküle darstellen (<u>1</u>,<u>10</u>)
und typischen Altersveränderungen unterliegen, (<u>2</u>,<u>3</u>,<u>4</u>,<u>7</u>,<u>8</u>,<u>11</u>,<u>12</u>,
<u>14</u>) und da das Bindegewebe aufgrund seines geringen Sauerstoff-
verbrauchs (<u>9</u>) die Möglichkeit für in-vitro-Inkorporationsver-
suche bietet und sich damit bevorzugt für Stoffwechselstudien
eignet. Die nachfolgend beschriebenen Ergebnisse basieren auf
eigenen Untersuchungen, die im Literaturverzeichnis nachgewiesen sind.

+) <u>Abkürzungen und Nomenklatur</u>

CS   = Chondroitinsulfat (Chondroitin-4-sulfat, Chondroitin-
                            6-sulfat)
DNA   = Desoxyribonucleinsäure
DS   = Dermatansulfat (Chondroitinsulfat B)
GalN   = Galaktosamin
GlcN   = Glucosamin
GlcUA = Glucuronsäure
HA   = Hyaluronat
HS   = Heparansulfat
KS   = Keratansulfat
sGAG   = saure Glykosaminoglykane (saure Mucopolysaccharide,
                            sMPS)
sind anionische Linearpolymere, die alternierend einen N-acety-
lierten (bzw. sulfatierten) Aminozucker und eine Uronsäure
(bzw. Galaktose und ggf. Estersulfat) enthalten. <u>Proteoglykane</u>
sind Makromoleküle, in denen mehrere Ketten eines Glykosaminoglykans in konvalenter Bindung mit einem Protein bzw. Peptidan-
teil verknüpft sind.

1. DNA-Gehalt

Die Bestimmung des DNA-Gehaltes hat für bindegewebige Organe
besondere Bedeutung, da im Laufe des Lebens das Verhältnis der
Volumina von Zellen zu Extrazellulärraum und damit auch der
DNA-Gehalt bei Bezug auf das Feucht- oder Trockengewicht des
Gewebes starken Änderungen unterliegt. Der DNA-Gehalt des Bin-
degewebes spielt zudem als Bezugsgröße für die Bestimmung von
Enzymaktivitäten eine wichtige Rolle.

Der DNA-Gehalt aller bisher untersuchten Bindegewebe nimmt mit
zunehmendem Alter bezogen auf die Trockensubstanz des Gewebes
exponentiell ab. Die Abb. 1a - c zeigen dies am Beispiel des
menschlichen Rippenknorpels (4) und des Arteriengewebes (9)
sowie der Hornhaut des Auges vom Rind (16). Es ergibt sich,daß
der DNA-Gehalt des Knorpelgewebes beim Menschen innerhalb des
ersten Dezenniums auf ein Drittel des bei der Geburt gemessenen Wertes absinkt, während des weiteren Lebens jedoch relativ
konstant bleibt. Im Arteriengewebe ist der Abfall des DNA-Gehaltes von 1,5 µmol Desoxyribose (Neugeborene) auf etwa 0,7
µmol Desoxyribose/Gramm Frischgewebe zwischen dem 40. und 80.
Lebensjahr jedoch kontinuierlich. In der Cornea des Rinderau-
ges ist der DNA-Abfall während des ersten Lebensjahres besonders auffällig.

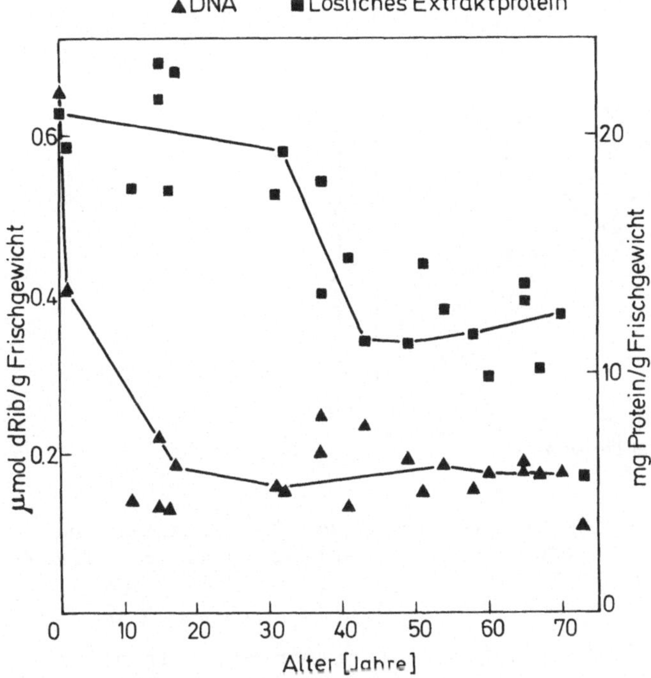

Abb. 1a. Veränderungen des Gehaltes an Desoxyribonucleinsäure
(DNA, ▲) und an löslichem Extraktprotein (■) im menschlichen
Rippenknorpel in Abhängigkeit vom Lebensalter. Angabe des DNA-
Gehaltes in µmol-Desoxyribose/g Frischgewicht

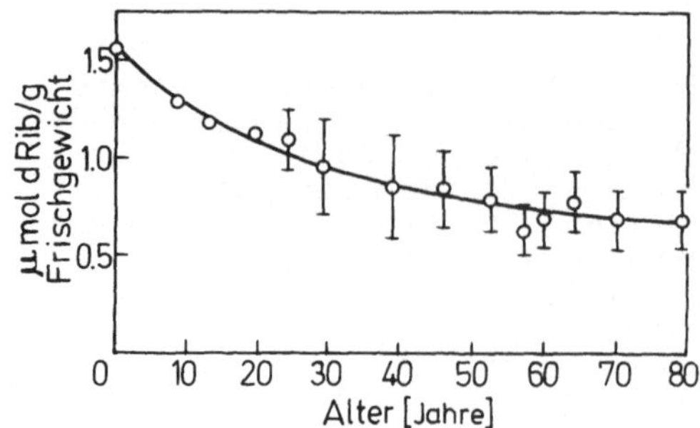

Abb. 1b. Gehalt an Desoxyribonucleinsäure im menschenlichen
Arteriengewebe (Aorta thoracica) in Abhängigkeit vom Lebensalter. Mittelwerte aus 3 - 15 Bestimmungen und Standardabweichung
(soweit berechenbar). Angabe in µmol Desoxyribose/g Frischgewicht.

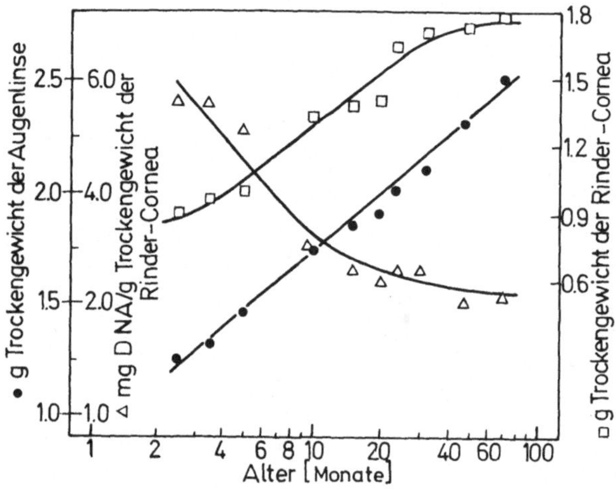

Abb. 1c. Altersabhängige Veränderungen des DNA-Gehaltes und
Trockengewichtes der Rinder-Cornea im Vergleich mit dem Trok-
kengewicht der Augenlinse

Die Abnahme des DNA-Gehaltes bedeutet jedoch nicht in allen
Fällen eine Reduktion des Zellgehaltes. In der Arterienwand
des Menschen ist die Abnahme des DNA-Gehaltes relativ, da auch
das Frischgewicht der Aorta beim erwachsenen Menschen im Laufe
des Lebens von etwa 25 g auf 50 - 100 g ansteigt (13). Daraus
ergibt sich, daß der Gesamtzellgehalt der Aorta des Menschen

während des Lebens nahezu konstant bleibt, der Extrazellulärraum jedoch eine Zunahme erfährt mit dem Ergebnis, daß sich
das von der Einzelzelle zu versorgende Areal etwa verdreifacht.
Dies gilt in gleicher Weise für die Cornea des Rindes, deren
Gewicht sich im Laufe des Lebens verdoppelt (6).

2. Enzymaktivitäten

Die Bedeutung von Enzymaktivitätsbestimmungen für die Analyse
biochemischer Altersveränderungen wird durch verschiedene Faktoren eingeschränkt. Da die Aktivität zahlreicher Enzyme, insbesondere der Schrittmacherenzyme, einer physiologischen Regulation durch Metabolit- und Coenzym-Konzentration sowie durch
Induktion und Repression der Enzymsynthese unterworfen ist, geben Messungen der Enzymaktivität, die unter in-vitro-Bedingun-
gen stets unter optimalen Bedingungen (Substratüberschuß, Coen-
zymüberschuß) durchgeführt werden, nur begrenzten Aufschluß über
die Abhängigkeit vom Lebensalter. Auch die übliche Angabe der
Enzymaktivität in spezifischen Aktivitäten (µmol umgesetztes
Substrat/m/mg Gewebsprotein) ist auf die Analyse von Altersveränderungen des Bindegewebes nicht anwendbar, da einerseits die
extrazellulären unlöslichen Strukturproteine Kollagen und Ela-
stin im großen Überschuß vorhanden sind und andererseits der
Gehalt an Extraktprotein (löslichen Proteinen) im Bindegewebe
altersabhängig zunehmen (Arteriengewebe) oder aber auch abnehmen (Rippenknorpel) kann. Die gemessenen Enzymaktivitäten müssen daher auf den DNA-Gehalt des Gewebes bezogen werden. Die
an Knorpelgewebe (Abb.2) und Arteriengewebe (Abb.3) erhaltenen
Ergebnisse bezüglich der Änderung von Enzymaktivitäten in Abhängigkeit vom Lebensalter lassen erkennen, daß die auf den
DNA-Gehalt bezogenen Enzymaktivitäten sowohl zunehmen als auch
abnehmen können oder aber unverändert bleiben. Die Tatsache,
daß ein Anstieg der Enzymaktivität trotz Abnahme des DNA-Gehaltes möglich ist, läßt den Schluß zu, daß die Stoffwechselakti-
vität der Einzelzelle des Arteriengewebes im Alter erhöht ist
oder aber, daß innerhalb der Zellpopulation des Arteriengewebes
verschiedene Zelltypen mit unterschiedlichem Enzymverteilungs-
muster existieren und mit zunehmendem Alter eine Änderung des
Zellverteilungsmusters mit relativer Zunahme bestimmter Zelltypen eintritt.

Bei den Enzymen des Proteoglykanstoffwechsels im Arteriengewebe
handelt es sich um lysosomale Enzyme. Aus in Abb. 3 dargestell-
ten unterschiedlichen Aktivitätsänderungen in Abhängigkeit vom
Lebensalter muß gefolgert werden, daß die katabolen Enzyme des
Proteoglykanstoffwechsels entweder nicht in den gleichen Zelltypen des Gewebes oder innerhalb der Einzelzelle in verschiedenen Lysosomen-Typen gebildet werden und diese wiederum unterschiedlichen Altersveränderungen unterliegen. Die beobachteten
Enzymaktivitätsveränderungen erlauben jedoch keine Rückschlüsse über Veränderungen der katabolen Stoffwechsellage, da für
die Geschwindigkeit des enzymatischen Abbaus der Proteoglykane
nicht nur die gemessene Gesamtaktivität entscheidend ist, sondern auch die Prozesse der Aufnahme der extrazellulären Proteoglykane in die Zelle durch Pinozytose und die Bildung sekundärer Lysosomen als Voraussetzungen für den Beginn eines lysoso-
malen enzymatischen Abbaus limitierende Faktoren darstellen.

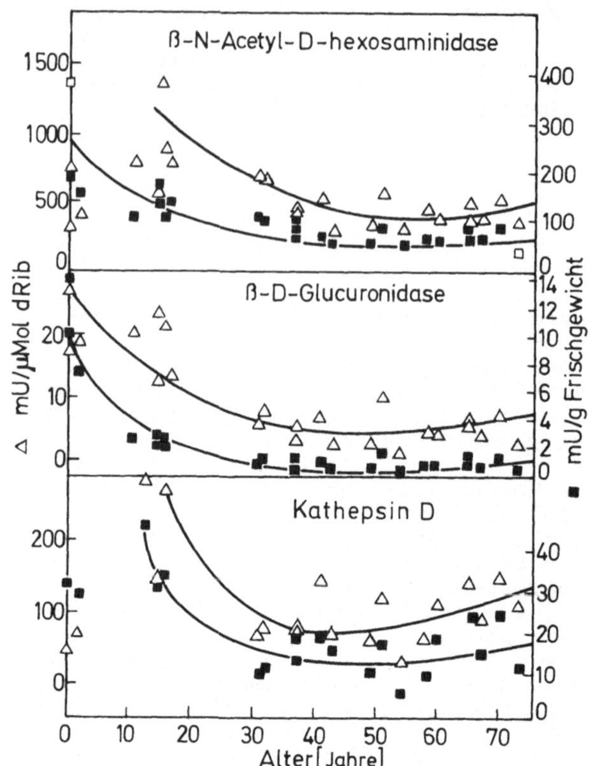

Abb. 2. Aktivität der ß-N-Acetyl-D-Hexosaminidase, ß-d-Glucuronidase und der Gewebsproteasen aus menschlichem Rippenknorpel in Abhängigkeit vom Lebensalter. Angaben in mU/µmol Desoxyribose (linke Ordinate) bzw. mU/g Frischgewicht (rechte Ordinate)

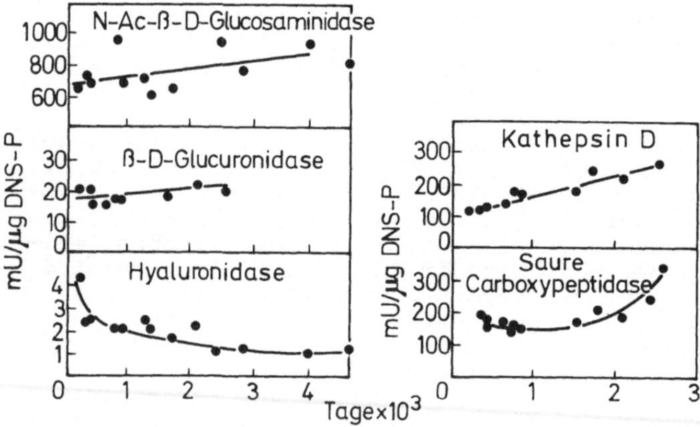

Abb. 3. Aktivität der N-Acetyl-ß-D-Glucosaminidase, ß-D-Glucuronidase, Hyaluronidase, Kathepsin D und der sauren Carboxypeptidase in der Aorta des Rindes in Abhängigkeit vom Lebensalter. Angaben in mU/µg-Atom DNA-Phosphor

3. Verteilungsmuster und Syntheseraten von Glykosaminoglykanen

Eindeutige und quantifizierbare altersabhängige Veränderungen
lassen sich im Verteilungsmuster der Glykosaminoglykane des
Bindegewebes und ihren Syntheseraten nachweisen. In der Extrazellulärsubstanz bindegewebiger Organe sind regelmäßig zwei
oder mehrere Typen saurer Glykosaminoglykane enthalten, deren
exakte Menge je nach Bindegewebstyp von einigen Prozent (Arteriengewebe, Cornea) bis etwa 30% (Knorpelgewebe) variieren
kann. Von den sauren Glykosaminoglykanen sind 8 verschiedene
Typen bekannt, die alle die gleiche Struktur besitzen, sich
jedoch durch ihre Monosaccharidkomponenten bzw. durch ihren
Sulfatgehalt und dem Typ der glykosidischen Bindung der Mono-
saccharidreste unterscheiden.

Bei einer systematischen Untersuchung der verschiedenen Bindegewebe hat sich gezeigt, daß fast alle Bindegewebe ein charak-
teristisches Mucopolysaccharid-Verteilungsmuster aufweisen,
das in vielen Fällen altersabhängigen Veränderungen unterliegt.
Im Faserknorpel menschlicher Bandscheiben und im hyalinen Rippenknorpel lassen sich nach proteolytischem Aufschluß des Gewebes Chondroitinsulfat und Keratansulfat nachweisen. Die Summe
dieser beiden Mucopolysaccharide steigt im menschlichen Rippenknorpel nach der Geburt von 20% bis auf etwa 30% des Trockenge-
webes an und fällt zwischen dem 2. und 8. Dezennium kontinuierlich auf 15 - 18% ab (Abb. 4). Gleichzeitig kommt es jedoch zu
einer Verschiebung des CS/KS-Quotienten. Es zeigt sich, daß
beim Neugeborenen Chondroitinsulfat über 90% der sGAG stellt
und Keratansulfat fehlt oder nur in sehr geringer Konzentration vorhanden ist. Mit zunehmendem Lebensalter kehrt sich diese Relation jedoch um. Unter kontinuierlichem Chondroitinsulfat-
schwund kommt es zu einem stetigen Anstieg des Keratansulfats,
so daß zwischen dem 60. und 80. Lebensjahr das Keratansulfat
mit 50% der gesamten sauren Glykosaminoglykane den prozentua-
len Anteil des Chondroitsulfats (46%) übertrifft. Die Abnahme
des Chondroitinsulfatgehaltes vollzieht sich vorzugsweise auf
Kosten des Chondroitin-4-sulfats. Ähnliche Verhältnisse gelten
für den menschlichen Rippenknorpel. Auch das Verteilungsmuster
der sauren Glykosaminoglykane der Haut des Menschen und des
Schweins ist altersabhängigen Veränderungen unterworfen (5).
Beim 3 Monate alten menschlichen Fetus enthält die Haut lediglich Hyaluronat und Chondroitin-4- bzw. 6-sulfat. Bis zum 9.
Embryonalmonat sinkt die Konzentration der gesamten sauren
Mucopolysaccharide auf 25% des beim 3 Monate alten Fetus gemessenen Wertes und mit zunehmendem Lebensalter bis auf 5% dieses Wertes. Der Konzentrationsabfall der sauren Glykosaminoglykane während der fetalen Entwicklungsperiode ist jedoch vorzugsweise durch Abnahme des Hyaluronats bedingt, während der
Chondroitinsulfatgehalt nahezu konstant bleibt. Auch für das
Arteriengewebe des Menschen (Aorta thoracica) ist ein altersabhängiger Schwund des Hyaluronats von 25% beim Jugendlichen
bis auf weniger als 10% zwischen dem 6. und 8. Dezennium cha-
rakteristisch (8).

Die Ergebnisse machen deutlich, daß Altersveränderungen mit
chemisch-analytischen Methoden erfaßbar und von der Geburt an
nachweisbar sind, daß sie ferner auch unabhängig von einer bis
zum Abschluß der Wachstumsphase erfolgenden Zunahme und einer

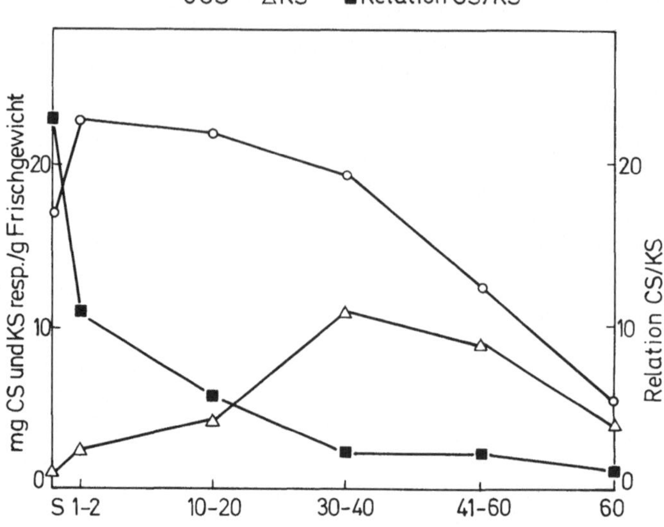

Abb. 4. Altersabhängige Veränderungen des Gehaltes an Gesamt-
Glykosaminoglykanen sowie der Relation CS/KS im menschlichen
Rippenknorpel. Die Angaben für CS beziehen sich auf die Summe
von Chondroitin-4- und 6-Sulfat

in den nächsten Dezennien erfolgenden Abnahme der gesamten sauren Glykosaminoglykane ablaufen können. Sie sind Ausdruck von
Veränderungen der Synthese oder des enzymatischen Abbaus bzw.
zeigen Verschiebungen im Verhältnis der beiden Prozesse oder
komplexe Regulationsvorgänge an.

Von der Manifestation chemisch meßbarer Altersveränderungen im
Verteilungsmuster der sauren Mucopolysaccharide gibt es jedoch
Ausnahmen. Die Cornea des Menschen, die Chondroitinsulfat und
Keratansulfat in einem Mengenverhältnis von 56:44 enthält,
nimmt insofern eine Sonderstellung ein, als dieser Quotient
zwischen dem 1. und 8. Lebensjahrzehnt keine gerichteten Veränderungen erfährt (3). Die möglichen Ursachen können in der
Notwendigkeit einer gleichbleibenden von konstantem Volumen
und Wassergehalt abhängigen optischen Funktion (Brechungsindex)
aber auch in einem primär weniger aktiven Stoffwechsel liegen.
Auch bei einer ausgedehnten Studie am Verteilungsmuster der
Aorta des Rindes, die Hyaluronat, Chondroitinsulfat, Dermatansulfat und Heparansulfat im Verhältnis 60:20:10:10 enthält, haben sich keine signifikanten Änderungen des Verteilungsmusters
(Abb. 5) über einen Zeitraum von 13 Jahren ergeben (14).

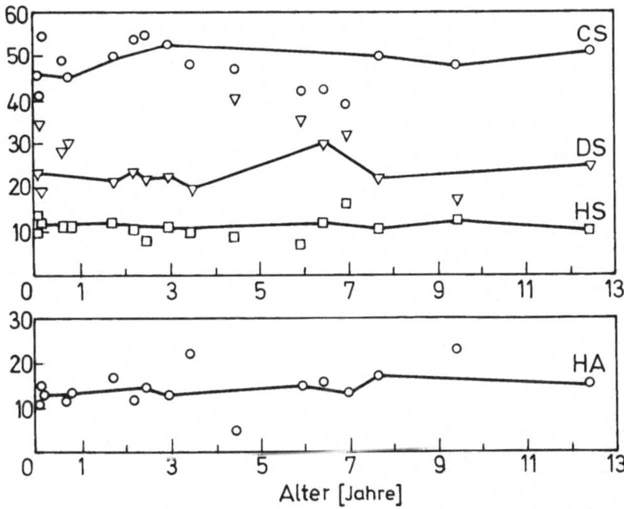

Abb. 5. Altersabhängiger prozentualer Anteil der individuellen
sauren Glykosaminoglykane an den Gesamtglykosaminoglykanen in
der Aorta des Rindes. Ordinate: g sGAG/100 g Gesamt-sGAG

4. Inkorporation radioaktiv markierter Stoffwechselvorstufen in Glykosaminoglykane des Bindegewebes

Der Einbau radioaktiv markierter Stoffwechselvorstufen (^{14}C-
GlcN, ^{14}C-Glucose, ^{35}S-Sulfat) in die sauren Glykosaminoglykane
bindegewebiger Organe läßt sich unter in-vivo-oder in-vitro-Be-
dingungen verfolgen. Die nach Isolierung und Reindarstellung
meßbaren spezifischen Radioaktivitäten der individuellen Glykosaminoglykane hängen von zwei Parametern ab, und zwar 1. von
der Syntheseleistung der Bindegewebszelle, d.h. von der Menge
des pro Zeiteinheit neu synthetisierten Glykosaminoglykans und
2. von der Poolgröße, d.h. von der Gewebskonzentration desje-
nigen Glykosaminoglykans, das durch das neu synthetisierte radioaktiv markierte Material verdünnt wird. Unter Berücksichtigung dieser beiden Parameter erhält man für Knorpelgewebe, Arteriengewebe und die Hornhaut des Auges charakteristische altersabhängige Einbaukurven (Abb.6,7,8), die einen exponentiel-
len Abfall der spezifischen Radioaktivität (Cpm/mg Glykosamin-
glykan) als Kriterium der Altersvorgänge zeigen. Da in allen
untersuchten Fällen die Konzentration der Glykosaminoglykane
altersabhängig konstant bleibt oder abnimmt, sind diese Kurven
als Reduktion der Syntheseleistung der Zelle zu interpretieren.
Eine detaillierte Analyse der individuellen Glykosaminoglykane
ergibt jedoch, daß nicht immer eine Reduktion der Syntheseleistung vorliegt. In der Arterienwand des Rindes kann zwar der
Abfall der spezifischen Radioaktivität auch für die einzelnen
sulfatierten Glykosaminoglykane beobachtet werden, deren spezifische Radioaktivität innerhalb der ersten 3 Jahre auf 25% des
beim 6 - 8 Wochen alten Kalb gemessenen Wertes absinkt (Abb.9),
die spezifische Aktivität des Hyaluronats verhält sich jedoch
völlig anders, und zwar zeigt sich, daß Hyaluronat im Gegensatz

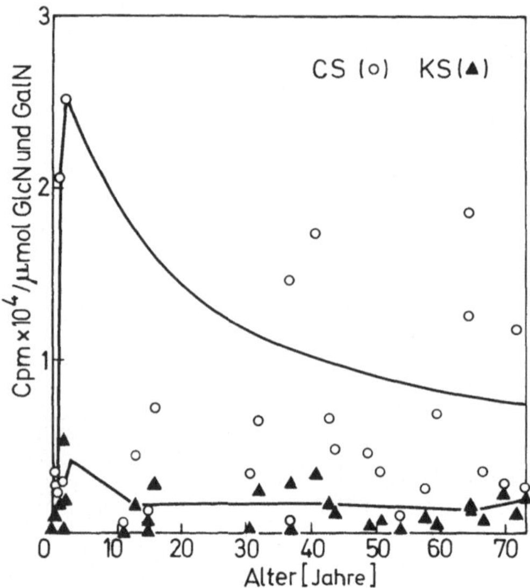

Abb. 6. Spezifische Radioaktivität von Chondroitinsulfat und Keratansulfat im menschlichen Rippenknorpel in Abhängigkeit vom Lebensalter. Angabe der Einzelwerte. Die Isolierung und Trennung von CS und KS erfolgte nach in-vitro-Inkubation von etwa 3 g Knorpelgewebe über 6 Stunden in Gegenwart von 100 µCi ^{35}S-Sulfat

zu den übrigen Glykosaminoglykanen eine mit dem Alter ansteigende spezifische Radioaktivität besitzt (Abb.10). Auch für das Keratansulfat des menschlichen Knorpelgewebes werden signifikante Änderungen der spezifischen Aktivität im Laufe des Lebens vermißt. Die allerdings primär schon geringe Einbaurate von ^{35}S-Sulfat bleibt während des ganzen Lebens innerhalb geringer Schwankungen konstant (Abb. 6).

Aus diesen Ergebnissen lassen sich verschiedene Schlüsse ziehen:
a) Der exponentielle Fall der spezifischen Radioaktivität eines glycosaminoglykans im Rahmen der Altersvorgänge ist ein häufig beobachtetes jedoch nicht generelles Phänomen und Ausdruck der Tatsache, daß Altersprozesse schon vom Beginn des extrauterinen Lebens an nachweisbar sind.
b) Aus dem divergenten Verhalten der einzelnen Glykosaminoglykane desselben Bindegewebes ist zu schließen, daß die Synthese der individuellen Glykosaminoglykane unanhängige Stoffwechselprozesse sind und auch einer selektiven Regulation unterliegen.
c) Die Gründe für das Absinken der Inkorporationsrate sind unbekannt. Sie können jedoch nicht oder nur teilweise aus einer Abnahme der stationären Konzentration der Synthesevorstufen (UDP-Monosaccharide) oder ihrer spezifischen Radioaktivität erklärt werden. Dies wird aus dem Beispiel des Hyaluronats und Heparansulfats der Arterienwand deutlich, die beide Glucosamin und Glucuronsäure als Baustein enthalten und ihre Synthese vermutlich aus dem gleichen UDP-GlcNAc- bzw. GlcUA-Pool durchführen.

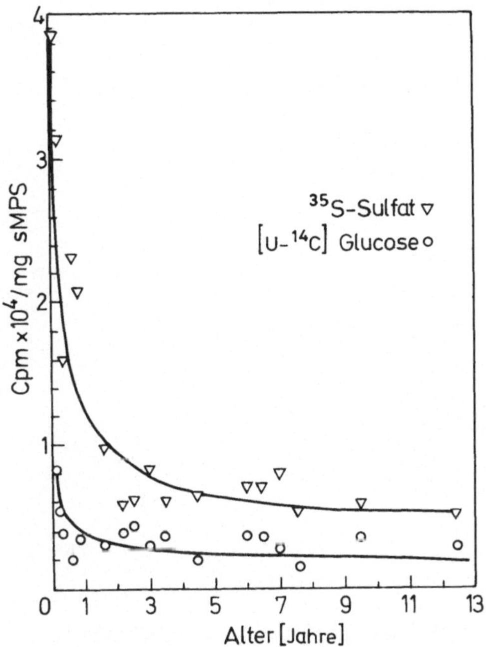

Abb. 7. Altersabhängige Veränderungen der spezifischen Radioaktivität der sauren Glykosaminoglykane nach Markierung mit ^{35}S-
Sulfat ($\triangledown$) bzw. ^{14}C (O) durch in-vitro-Inkubation in der Aorta
des Rindes

Wäre die Altersradioaktivitätskurve durch eine Änderung in der
spezifischen Radioaktivität der Synthesevorstufen bedingt, müßte sich diese Änderung gleichsinnig auf die spezifische Aktivität der Syntheseprodukte, d.h. auf Hyaluronat und Heparansulfat
auswirken, was jedoch nicht der Fall ist. Weiterhin folgt aus
diesem Ergebnis, daß auch eine Veränderung der Permeabilität
oder der Struktur der Diffusionsstrecke im Extrazellulärraum
nicht die Ursache für den Abfall der spezifischen Radioaktivität in Abhängigkeit vom Lebensalter sein kann, da sonst die zunehmende spezifische Radioaktivität des Hyaluronats nicht erklärt wäre. Im Arteriengewebe könnte dagegen der Sulfat-Trans-
fer (stationäre Konzentration des 3'-Phosphoadenosin- 5'phos-
phosulfat) oder die Aktivität der spezifischen Sulfo-Transfe-
rasen ein limitierender Faktor der Synthese sein, das im Gegensatz zum sulfatfreien Hyaluronat die spezifische Radioaktivität der sulfatierten GAG abnimmt, wobei zusätzlich ein
rückkoppelnder Einfluß des Sulfat-Transfers auf die Synthese
der Polysaccharidkette bzw. der Proteinkomponente möglich ist.

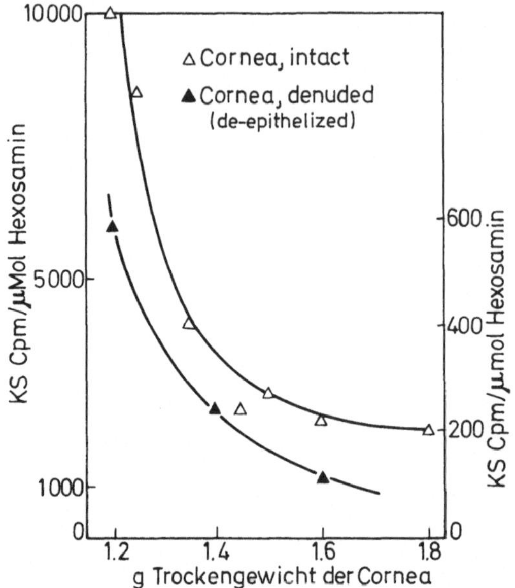

Abb. 8. Spezifische Radioaktivität der Keratansulfat-Fraktion der Cornea des Rindes nach Inkubation in Gegenwart von ^{14}C-Glucose in Abhängigkeit vom Lebensalter der Versuchstiere. Das Trockengewicht der Cornea (Abszisse) ist dem DNA-Gehalt direkt proportional (siehe Abb. 1c)

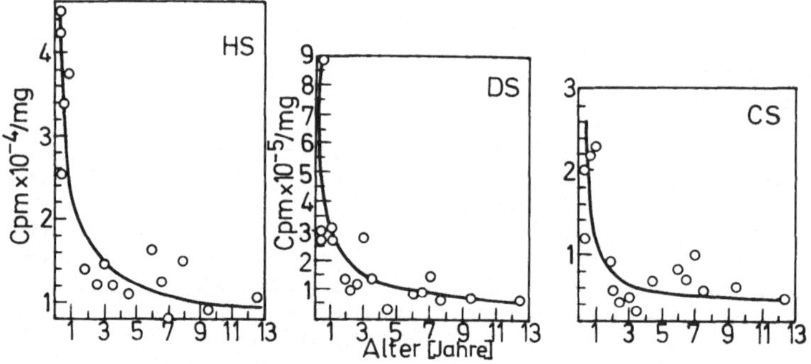

Abb. 9. Spezifische Radioaktivität von [35]CS, [35]DS und [35]HS der Aorta des Rindes in Abhängigkeit vom Lebensalter. Die spezifische Markierung erfolgte durch 6-stündige in-vitro-Inkubation von überlebendem Arteriengewebe in Gegenwart von ^{35}S-Sulfat

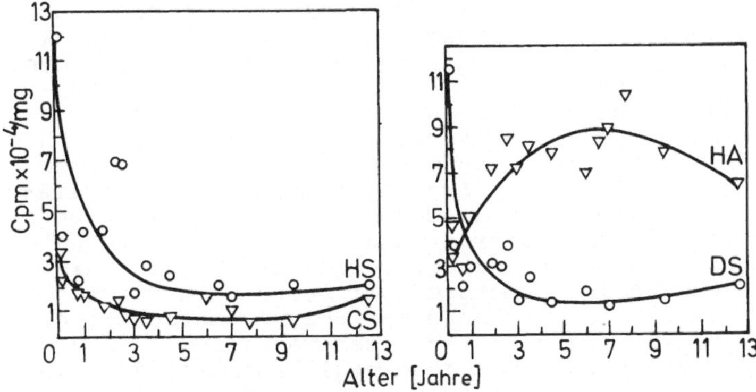

Abb. 10. Spezifische Radioaktivität von ^{14}CS, ^{14}HS, ^{14}DS und
^{14}HA der Aorta des Rindes in Abhängigkeit vom Lebensalter.
Die spezifische ^{14}C-Markierung erfolgte durch 6-stündige in-
vitro-Inkubation des überlebenden Arteriengewebes in Gegenwart
von ^{14}C-Glucose. Trennung der individuellen Glykosaminoglykane
durch Elektrophorese an Celluloseacetatfolien

5. Proteoglykane

Die Untersuchungen über die Synthese der individuellen Glykosaminoglykane macht deutlich,daß altersabhängige Prozesse nicht
nur durch quantitative, sondern auch durch qualitative Veränderungen der Syntheseraten charakterisiert sind. Weitere Hinweise für diese Annahme lassen sich bei Untersuchung der makro-
molekularen Proteoglykane des Bindegewebes erhalten.

Die sauren Glykosaminoglykane des Bindegewebes liegen in ihrer
nativen Zustandsform im Gewebe nämlich nicht als freie Polysaccharide, sondern in konvalenter Bindung an spezifische nicht
mit Kollagen identische Proteine vor. Dabei ist eine variable
Anzahl von Polysaccharidketten über kovalente Bindungen mit
der Proteinkomponente verknüpft, wobei die Bindung zwischen
Polysaccharid und Protein nicht direkt, sondern über ein Tri-
saccharid der Struktur Gal-Gal-Xylose erfolgen kann. Die Synthese der Proteoglykane setzt also eine synchrone Bereitstellung des Proteinanteils und der Polysaccharidketten bzw. ihrer
monomeren Vorstufen voraus. Da zunächst die Proteinkomponente
synthetisiert wird, an die durch schrittweise Synthese Mono-
saccharid- oder auch Oligosaccharideinheiten angeheftet werden,
ist eine exakte zeitliche Koordiantion beider Prozesse notwendig. Es ist bemerkenswert, daß sowohl im Knorpelgewebe wie im
Arteriengewebe Proteoglykane gefunden wurden, bei denen nicht
nur ein sGAG-Typ mit dem Protein-Skelett verknüpft wird, sondern daß auch hybride Proteoglykane existieren, bei denen
Chondroitinsulfat- und Keratansulfat-(Knorpelgewebe) bzw.
Chrondroitinsulfat- und Dermatansulfat-Ketten (Arteriengewebe)
Teil des gleichen Proteoglykan-Makromoleküls sind (<u>10</u>,<u>11</u>).

Für das Verständnis der bei der Synthese solcher hybrider Pro-
teoglykan-Moleküle beobachteten altersabhängigen Veränderungen
sind folgende Tatsachen grundlegend: Während die Synthese der

Proteinkomponente nach dem "template-Mechanismus" erfolgt, unterliegt die Synthese der Kohlenhydratkomponente keiner direkten genetischen Kodierung, sondern wird nur indirekt durch die Spezifität der beteiligten Glykosid-Transferasen und die Konzentration der als Synthesevorstufen gebildeten UDP-Monosaccharide bzw. des aktiven Sulfats gesteuert. Die Synthese der Kohlenhydratkomponente und ihre Verknüpfung mit dem Protein kann daher nicht den gleichen Grad an Präzision aufweisen wie diejenige der Proteinkomponente. Die Abweichungen,die auf diese Weise bei der Synthese der Chondroitinsulfat- bzw. Keratansulfat-Kette im Knorpelgewebe auftreten, werden als Heterogenität bezeichnet. Der Begriff Heterogenität beschreibt die Tatsache, daß 1. die Zahl und die Länge der Polysaccharidketten innerhalb eines Proteoglykans beträchtlich variieren, daß 2. verschiedene Typen von sauren Glykosaminoglykanen mit dem gleichen Proteinanteil verknüpft, also Teil des gleichen Makromoleküls sein können, und daß 3. die Polysaccharidkette selbst aus verschiedenen Disaccharideinheiten zusammengesetzt sein kann, d.h. eine copolymere Struktur besitzt.

Es ist bemerkenswert, daß die Präzision der Kohlenhydrat-Synthese der Knorpelzelle mit zunehmendem Alter nachläßt. An Proteoglykan-Präparaten aus menschlichem Rippenknorpel, die als einheitliche Makromoleküle aus 8 verschiedenen Altersklassen unter identischen Bedingungen isoliert wurden, läßt sich zeigen, daß das Ausmaß der Heterogenität altersabhängig zunimmt. Die relative Zunahme der Proteinkomponente und die altersabhängige Verschiebung des Quotienten Chondroitinsulfat/Keratansulfat machen deutlich, daß sich mit zunehmendem Lebensalter nicht nur die Polysaccharidkomponente des Proteoglykanmoleküls in ihrer Menge vermindert, sondern daß auch ein Teil des Chondroitinsulfats durch Keratansulfat ersetzt wird, d.h. also daß die Hybridisierung stärker ausgeprägt ist (Tabelle 1). Die Abnahme des Kohlenhydratgehaltes führt bei Konstanz des absoluten Proteingehaltes zu einer Abnahme des Molekulargewichtes, die sich durch Lichtstreuungs-, Sedimentations- und Viskositätsmessungen nachweisen läßt (11). Die Molekulargewichts-Alterskurve zeigt jedoch einen diskontinuierlichen Verlauf. Der altersabhängige Anstieg und Wiederabfall des Molekulargewichtes mit einem Maximum der Werte zwischen dem 16. und 28. Lebensjahr repräsentiert einen weiteren Kurventyp bei der Analyse biochemischer Altersvorgänge (Abb. 11). Dabei ergibt sich eine enge Beziehung zwischen dem Molekulargewicht und dem Wasserbindungsvermögen, deren Maxima und Minima jeweils in den gleichen Altersklassen liegen. Der Abfall des Wasserbindungsvermögens zwischen dem 20. und 60. Lebensjahr von 100 auf 40% steht in Analogie zur Abnahme des Wassergehaltes des Rippenknorpelgesamtgewebes von 80 auf 60% im gleichen Zeitraum.

6. Schlußfolgerungen

Die biochemischen Altersveränderungen des Bindegewebes lassen sich nicht allein durch die Abnahme des DNA-Gehaltes und eine quantitative Reduktion von Stoffwechselleistungen der Bindegewebszelle beschreiben. Die Analyse einzelner Parameter des Zellstoffwechsels ergibt zwar häufig eine Abnahme der Syntheseleistung, in einzelnen Fällen läßt sich aber eine selektive Steigerung von Syntheseprozessen nachweisen.

Tabelle 1. Chemische Zusammensetzung des CS-KS-Proteoglykans aus menschlichem Rippenknorpel verschiedener Altersklassen. Die Berechnung des Proteingehaltes erfolgte aus der Differenz von Gesamt-Stickstoff und Aminozuckerstickstoff, des Anteils von CS und KS aus dem GalN/GlcN-Quotienten und der Analyse nach proteolytischem Abbau und Trennung von CS und KS

Altersklasse Jahre	Zahl der Probanden	g/100g Frischgew.	proz.Anteil [++]		
			Protein	CS	KS
bis 0,1[+]	9	1,64	9,5	82,0	8,5
7-10	3	1,94	9,0	78,5	12,5
16	1	3,31	14,0	76,5	9,5
21-27	4	3,37	15,5	72,0	12,5
32-40	4	1,73	19,0	61,5	19,5
42-48	4	1,25	25,5	52,0	22,5
54-59	5	0,86	22,5	62,5	15,0
63-80	5	0,66	24,5	53,5	22,0

[+] 11 Std.-30 Tage.

[++] Werte auf halbe Zahlen gerundet.

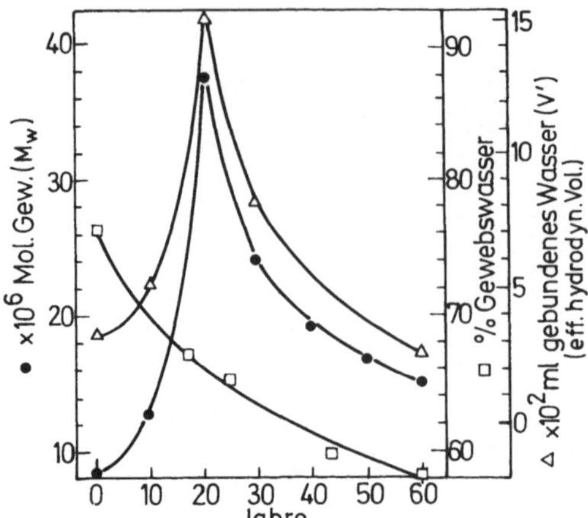

Abb. 11 Molekulargewicht (●,Mw, Werte aus Lichtstreuungsmessungen) und effektives hydrodynamisches Volumen (Δ, Wasserbindungsvermögen) eines CS-KS-Proteoglykans aus menschlichem Rippenknorpel verschiedenen Lebensalters im Vergleich zum Wassergehalt des Knorpelfrischgewebes (□)

Autonomen Regelvorgängen der Bindegewebszelle, ihre Beeinflussung durch den Gesamtorganismus und ihre Versorgung mit Wirkstoffen wie Hormonen, Vitaminen und Substraten sind weitere mitbestimmende Faktoren für die bekannten und noch zu erforschenden biochemischen Altersprozesse.

Literatur

1. BALAZS, E.A.: Chemistry and Molecular Biology of the Intercellular Matrix. Academic Press, London, Vol. 2,1970.
2. BUDDECKE, E., SZIEGOLEIT, M.: Isolierung, chemische Zusammensetzung und altersabhängige Verteilung von Mucopolysacchariden menschlicher Zwischenwirbelscheiben. Hoppe-Seyler's Z. Physiol. Chem. 337, 66 (1964).
3. BUDDECKE, E., WOLLENSAK, J.: Saure Mucopolysaccharide und Glykoproteine der menschlichen Cornea in Abhängigkeit vom Lebensalter und bei Keratoconus. Albrecht v. Graefes Arch.klin.exp.Opthal. 171, 105-120 (1966).
4. BUDDECKE, E., SAMES, K.: Biochemische Altersveränderungen der Proteoglykane des Knorpelgewebes. Stuttgart-New-York: F.K. Schattauer-Verlag 1971.
5. BUDDECKE, E.: Saure Glykosaminoglykane und Proteoglykane Arch.f. Dermatologie, im Druck (1972).
6. CREMER, G.: Persönliche Mitteilung unveröffentlicht.
7. KAPLAN, D., MEYER, K.: Ageing of Human Cartilage Nature. 183, 1267 (1959).
8. KAPLAN, D., MEYER, K.: Mucopolysaccharides of Aorta at Various Ages. Proc. Soc. exp. Biol. Med. 105, 78 (1960).

9. KRESS, H., BUDDECKE, E.: Veränderungen in der Aktivität
   Chondroitinsulfat-Protein abbauender Enzyme (Glykosa-
   minoglykanohydrolasen und Peptidhydrolasen) des Arteriengewebes im Alter und bei Arteriosklerose. Z.klin.
   Chem. u. klin. Biochem. $\underline{4}$, 251 (1968).
10. KRESSE, H., HEIDEL, H., BUDDECKE, E.: Chemical and Metabolic Heterogeneity of a Bovine Aorta Chondroitin Sul-
   fate-Dermatan Sulfate Proteoglycan Eur.J.Biochem. $\underline{22}$,
   557 (1971).
11. KRÖZ, W., BUDDECKE, E.: Chemische und makromolekulare Altersveränderungen von Polysaacharid-Proteinen aus
   menschlichem Rippenknorpel. Hoppe-Seyler's Z. Physiol.
   Chem. $\underline{348}$, 665 (1967).
12. MANLEY, G., MULLINGER, R.N., LLOYD, P.H.: Properties of
   Heparan Sulphate and Chrondoitin Sulphate from Young
   and Old Human Aortae. Biochem. J., $\underline{114}$, 89 (1969).
13. MEYER, W.W.: Über das normale und pathologische Gewicht der
   Aorta erwachsener Menschen in seiner Beziehung zur Ar-
   terioskelrose. Virchows Arch. path. Anat. $\underline{320}$, 67(1951).
14. SEGETH, G.: Altersabhängige Veränderungen des Mucopoly-
   saccharidstoffwechsels im Rinderarteriengewebe. Dis-
   sertation, Medizinische Fakultät der WWU Münster,1971.
15. WELLAUER, P., WYLER, T., BUDDECKE, E.: Electron Micro-
   scopic and Physico-Chemical Studies on Bovine Nasal
   Cartilage Proteoglycan. Hoppe-Seyler's Z. Physiol.
   Chem. $\underline{353}$, 1043 (1972).

Bilanzierte Ernährung im Alter

G. Berg

I. Eß- und Ernährungsgewohnheiten im Alter

Erhebungen über Eß- und Ernährungsgewohnheiten im Alter dek-
ken erhebliche Mängel auf (2). Da solche Daten Voraussetzung
einer entsprechenden Beratung und Empfehlung für die Ernährung
von Personen über 60 Jahren sind, erscheint es zweckmäßig,
hierauf näher einzugehen.

Kalorienaufnahme

Über die tägliche Kalorienaufnahme älterer Menschen gibt die
Tabelle 1 Aufschluß. Sie liegt im oberen Normbereich. Die Aufschlüsselung in zwei Altersgruppen, und zwar in die 60 - 70jäh-
rigen - 90jährigen zeigt, daß vor allem die älteren Personen
mehr essen, als es ihren Bedürfnissen entspricht.

Tabelle 1

Durchschnittliche Kalorien- aufnahme pro Tag		Richtwerte für die tägliche Kalorienaufnahme (5)
Frauen (n=187)	2050	60-70 Jahre: 1800-2000 71-90 Jahre: 1600-1800
Männer (n=152)	2570	60-70 Jahre: 2200-2600 71-90 Jahre: 2000-2200

Eiweißanteil

Der Eiweißanteil in der zugeführten Nahrung beträgt nach eigenen Erhebungen 11,5% der aufgenommenen Kalorien. Das entspricht
einer Eiweißmenge von 55,6 g (0,9g/kg Körpergewicht) bei Frau-
en und 65,9 g (1,01g/kg Körpergewicht) bei Männern. Davon ent-
fallen zwei Drittel auf tierisches und ein Drittel auf pflanz-
liches Eiweiß. Interessant ist die Feststellung, daß mit stei-
gender Kalorienzufuhr der Eiweißanteil abnimmt.

Fettanteil

Der Fettanteil ist ganz wesentlich vom Kochfettgehalt abhängig.
Er beträgt durchschnittlich 40 Kalorien %. Selbst die Personen,
die bewußt "fettarm" essen,erreichen nicht den empfohlenen
Richtwert von 30 Kalorien %. Sie liegen mit 35 Kalorien % noch
über dem Richtwert.

a) Die Information ist unzureichend. Ein Fünftel der betroffe-
nen Personen konnte keine Angaben über Art und Zweck der empfohlenen Ernährungsgrundsätze machen bzw. hielt sich nicht
an Richtlinien, die sie sich selbst gesetzt hatten, weil sie
sich davon Erleichterung ihres Leidens erhofften.
b) Psychologische Faktoren und eigene Vorstellungen über den
Wert bestimmter Ernährungsweisen spielen eine große Rolle.
c) Da nur 47 % der Befragten für sich selbst kochten, besteht
auch häufig eine geringe Einflußmöglichkeit auf die Zuberei-
tung der Mahlzeiten (Gemeinschaftsküchen).
d) Finanzielle Gesichtspunkte spielen offenbar keine große
Rolle.

II. Richtwerte für die Ernährung im Alter (4)

Kalorienbedarf

Im Alter ist der Kalorienbedarf erniedrigt, wobei sowohl der
Grundumsatz wie auch der Arbeitsumsatz infolge reduzierter
Mobilität und Aktivität herabgesetzt ist. Hinweise auf den
tatsächlichen Kalorienbedarf im Alter gibt die Tabelle 1.

Eiweißbedarf

Im Alter besteht ein besonders hoher Bedarf an hochwertigen
Proteinen. Bei einer Eiweißzufuhr, die bei jungen Erwachsenen
für eine positive Bilanz als ausreichend angesehen wurde, erhielten KOUNTZ und Mitarb. (6) negative Stickstoffbilanzen.
Aufgrund dieser Befunde schlugen sie für ältere Menschen eine
tägliche Eiweißzufuhr von 1,4 g/kg Körpergewicht vor. Die meisten Autoren sind sich heute darin einig, daß die maximale Eiweißzufuhr im Alter im Bereich von 1,2 g/kg Körpergewicht betragen sollte (4,3,9). Da der Bedarf an essentiellen Aminosäuren erhöht ist, sollten hochwertige Proteine aufgenommen werden.

Entsprechend dem erniedrigten Kalorien- und dem erhöhten Eiweißbedarf, ist großer Wert auf die ausreichende Zufuhr von Eiweiß
in der Nahrung zu legen. Reduziert man den Kalorienbedarf bei
Beibehaltung der Kostformen, so entsteht leicht eine Eiweißman-
gelsituation.

Fett

Es erscheint als logische Konsequenz, der Kalorienreduktion
durch eine Herabsetzung der aufgenommenen Fettmenge zu entsprechen, da der Fettanteil in der Nahrung alter Menschen viel zu
hoch ist. Ein genügend großer Anteil an essentiellen Fettsäuren
in der Nahrung sollte garantiert sein. 1,5 g Linolsäure pro
1000 Kalorien ist als untere Grenze anzusehen. Sparmaßnahmen
sollten deshalb bei den Fetten mit langkettigen, gesättigten
Fettsäuren ansetzen. Pflanzliche Öle wären in den empfohlenen
Mengen zu empfehlen.

Kohlenhydrate

Vom Genuß größerer Zuckermengen ist abzuraten. Kohlenhydrate
sollten in Form von Stärkeprodukten verabreicht werden. Wichtig ist die Verteilung der Kohlenhydratportionen auf 5-6 Ein-
zelmahlzeiten, um Stoßbelastung des Kohlenhydratstoffwechsels
zu vermeiden.

Vitamin- und Mineralbedarf

Bei reduzierter Gesamtnahrungsmenge ist auch die Vitaminzufuhr
erniedrigt. Ältere Menschen weisen oft Mangel an Vitamin A,
Thiamin, Riboflavin und Ascorbinsäure auf (8,10). Eine Substitution wäre deshalb zu empfehlen.

Flüssigkeitsbedarf

Im Alter wird der Wasserbedarf vielfach nicht gedeckt. Der alternde Mensch vergißt oft das Trinken. Wassermangel ohne Durst-
klagen ist offenbar eine häufige Verhaltensweise im Alter. Nach
BAURS Erfahrungen (1) stellt beim alten Menschen das Symptom
der kategorischen Nahrungsverweigerung eine obligate Begleiter-
scheinung des Wassermangels dar, man kann es oft geradezu als
Leitsymptom des Wassermangels werten. Eine ausreichende Wasser-
zufuhr ist auch deshalb besonders wichtig, da als Endprodukt
des Eiweißstoffwechsels eine entsprechende Menge exkretions-
pflichtigen Harnstoffs anfällt, der nur bei entsprechender Flüssigkeitszufuhr eliminiert werden kann.

III. Empfehlungen für die bilanzierte Ernährung im Alter

Einschränkung der Nährstoffzufuhr bei Übergewicht, besonders
durch Vermeidung des Anteils tierischer Fette bei Sicherung
der Versorgung mit essentiellen Fettsäuren in Form pflanzlicher
Öle.
Tägliche Kalorienaufnahme entsprechend den Richtwerten für ältere Menschen. Steigerung der Zufuhr hochwertiger Proteine unter
Verwendung proteinreicher Lebensmittel. Hierzu sind auch moder-
ne Formeldiäten wie Biosorbin MCT geeignet, mit der manche er-
nährungsphysiologische insuffiziente Mahlzeiten (Suppen, Brei-
kost) zur Vollwertkost gemacht werden können.

Die zugeführte Kohlenhydratmenge sollte dem Bedarf entsprechen.
Zu hohe Zuckermengen sind zu vermeiden, langsam assimilierbare
Polysaccharide sind zu bevorzugen. Die Kohlenhydratmenge sollte
sich auf mindestens 5 Mahlzeiten verteilen.

Die Wasserversorgung sollte sichergestellt sein.

Die Versorgung mit Mineralien und Vitaminen sollte ausreichend
sein. Hiervon wären vor allen Dingen die Vitamine A, Thiamin,
Riboflavin und Ascorbinsäure zu nennen.

Bei Erkrankungen ist häufig eine spezielle Ernährung notwendig(8).

Kohlenhydrate

Der befragte Personenkreis erreicht mit 47 - 48 Kalorien % den empfohlenen Mengenanteil von 50 Kalorien %. Über den Anteil an monomeren Kohlenhydraten haben wir leider keine Angaben erhalten können. Legt man die Angaben des statistischen Bundesamtes zugrunde, wonach die tägliche Zuckeraufnahme in der Bundesrepublik Deutschland 1969 bei 85 - 90 g pro Person lag, so würde das bei einer anzustrebenden Kalorienaufnahme von ca. 2000 Kalorien über ein Drittel der zugeführten Kohlenhydratkalorien bedeuten. Dieser Anteil ist zu hoch, und es ist dementsprechend zu empfehlen, daß die Kohlenhydrate möglichst als schwer aufschließbare Stärkeprodukte verabreicht werden sollten.

Mahlzeitenfrequenz

Die überwiegende Zahl aller befragten Personen gab an, daß sie nicht mehr als zwei bis drei Mahlzeiten pro Tag einhalte. Das Mittagessen steht mit 40 % und das Abendessen mit 30 % der Kalorienaufnahme an erster und zweiter, das erste Frühstück rangiert mit durchschnittlich 20 % der Kalorien an dritter Stelle. Eine besondere Rolle spielt der dabei aufgenommene Kohlenhydratanteil. Er ist temporär zu hoch und fördert damit die Lipogenese. Besonders interessant ist die Feststellung, daß Personen mit Übergewicht häufig nur zwei bis drei Mahlzeiten zu sich nehmen und daß Normgewichtige eine größere Frequenz aufweisen.

Übergewicht

In unserem Material war etwa die Hälfte aller Personen übergewichtig. Den Hauptanteil stellen die Frauen zwischen 60 und 70 Jahren. Bei den Männern gibt es zwischen den 60 und 70jährigen und den älteren keine großen Unterschiede. Als Ursache für diese Befunde ließen sich gewisse Tendenzen nachweisen: Überhöhtes Kalorienangebot und Zufuhr hoher Fettanteile, Einschränkung der körperlichen Betätigung und niedrige Mahlzeitenfrequenz sowie Diabetes mellitus.

Körperliche Betätigung

Die körperliche Betätigung bei den älteren Personen zeigte keinen wesentlichen Einfluß auf die Kalorienzufuhr. Daraus kann gefolgert werden, daß eine Gewichtsabnahme durch Steigerung der aktiven körperlichen Betätigung bei älteren Menschen von geringerer Bedeutung ist als ernährungstechnische Maßnahmen.

Nahrungsaufnahme: Vorstellung und Wirklichkeit

Von Interesse scheinen die Gründe zu sein, die für die Diskrepanz zwischen den Vorstellungen und den Erfordernissen der Nahrungsaufnahme bei älteren Leuten zu eruieren sind. So ergeben sich folgende Aspekte:

Zusammenfassung

Erhebungen über die Eß- und Ernährungsgewohnheiten im Alter
decken erhebliche Mängel auf.

Die tägliche Kalorienzufuhr sowie der Fettanteil an der Nahrung
erweisen sich als zu hoch, der Eiweißanteil als zu gering. Die
Mahlzeitenfrequenz ist mit 3/Tag durchschnittlich zu niedrig.

Aus diesen Daten ergeben sich Empfehlungen für die bilanzierte
Ernährung im Alter:
Reduktion der Kalorienzufuhr und Bilanzierung entsprechend dem
tatsächlichen Bedarf. Verminderung des Anteils tierischer Fette
bei ausreichender Versorgung mit pflanzlichen Ölen. Vermehrte
Proteinaufnahme entsprechend dem höheren Bedarf im Alter. Vermeidung von Monosacchariden und Verteilung der Kohlenhydrate
auf 4-5 Mahlzeiten. Sicherung der Versorgung mit Vitaminen,
Mineralien sowie Wasser.

Summary

Investigations of the eating and food habits of the aged re-
vealed considerable deficiences. The daily supply of calories
and the proportion of fat in the diet are too high and the proportion of protein too low. The average frequency of meals is
3 per day.

From these data, recommendations for balanced nutrition in old
age were derived.

The calorie intake should be reduced and balanced to meet actual
needs. The proportion of animal fat should be decreased and that
of vegetable oils increased. Increased protein intake must
correspond to the higher needs of the aged. Monosaccharides
should be avoided and carbohydrates distributed over 4 to 5
meals. Adequate supplies of vitamins, minerals and water must
be present.

Literatur

1. BAUR, H.: Regensburger Jahrbuch für Ärztliche Fortbildung
        Bd. VIII - 1959/60/61 und Bd. X - 1962 (Stuttgart).
2. BERG, G., KIERMAYER, H.: Med. u. Ernähr. 13, 145 (1972).
3. CREMER, H.-D, AIGN, W.: Fortschr. Med. 87, 901-903 (1969).
4. FEKL, W., BERG, G.: Z. Geront. 5, 80 (1972).
5. Food and Nutr. Board u.a.: Richtlinien für die Deckung des
        Nährstoffbedarfs. Übersetzung von H. GLATZEL, Frank-
        furt/M. 1967.
6. KOUNTZ, W.B., HOFSTATTER, L., ACKERMANN, P.: Geriatrics 2,
        173 (1947), Geriatrics 3, 171 (1948), Geriatrics 6,
        20 (1951).

   KOUNTZ, W.B., ACKERMANN, P., KHEIM, T., TORO, G.: Geriatrics
        8, 63 (1953).
7. LANG, K.: Z. Geront. 5, 84 (1972).
8. MATZKIES, F.: Z. Geront. 5, 85 (1972).
9. NÖCKER, J.: Handbuch prakt. Geriatrie, S.199 ff (Stuttgart) 1965.

WASSER- UND ELEKTROLYTHAUSHALT IM ALTER

W. Dick und R. Dölp

Schon vor reichlich 10 Jahren charakterisierte John BLAND die
zukünftige Entwicklung der geriatrischen Medizin mit den Worten: "Die Geriatrie befindet sich heute etwa in derselben Lage wie die Pädiatrie um die Jahrhundertwende. Zu dieser Zeit
behaupteten jene, die an der Pädiatrie interessiert waren,
daß man den Säugling und das Kleinkind nicht einfach als kleinen Erwachsenen betrachten kann. Diejenigen, die heutzutage
an den alten Patienten interessiert sind, erkennen, daß man
einen mehr als 60 Jahre alten Patienten nicht einfach als älte-
teren Erwachsenen behandeln kann."

Inzwischen hat diese Erkenntnis verbreitet Eingang auch in das
klinische Denken gefunden, weil dem geriatrischen Krankengut
im Rahmen der medizinischen Versorgung extremer Altersklassen
eine quantitativ größere klinische Bedeutung zukam und noch
zukommt. In unserem eigenen anaesthesiologisch-urologischen
Krankengut von mehr als 3.000 Fällen im Jahre 1971 betrug der
Anteil der über 60jährigen allein mehr als 44% (Abb.1).Die
qualtitative medizinische Bedeutung der Geriatrie resultiert
nicht zuletzt aus den physiologischen Besonderheiten des Wasser-Elektrolythaushaltes im Alter.

Zwar weisen jüngere und ältere Gewebe in ihren grundsätzlichen
Stoffwechselfunktionen, wie Sauerstoffverbrauch oder Enzymaktivität usw., keine erkennbaren prinzipiellen Unterschiede auf.
Mit zunehmendem biologischen und chronologischen Lebensalter
treten jedoch physiologische und morphologische Veränderungen
in Erscheinung, die zu einer Einschränkung verfügbarer Reserve-
kapazitäten und damit letztlich zu einer Leistungseinschränkung
der Organe und zu einer Einschränkung der benötigten Leistungsbedingungen (AHNEFELD - HALMAGYI) führen (Abb. 2). Das somit
labile Gleichgewicht zwischen "Altersphysiologie" und einge-
schränkter Kompensationsbreite, d.h. das labile Gleichgewicht
der Homöostase im Wasser-Elektrolythaushalt (BAUR) kann durch
jede zusätzliche Belastung - etwa in Form eines Traumas, einer
Anaesthesie oder Operation - empfindlich gestört werden; das
umsomehr dann, wenn über die altersphysiologischen Besonderheiten hinaus bereits pathophysiologische Prozesse in Gang ge-
kommen sind.

Das labile Gleichgewicht der Homöostase im Wasser-Elektrolythaushalt des alten Menschen erklärt sich letztlich aus einer
Summation verschiedener Faktoren.

Bekanntlich rechnet man beim sogenannten normalen Erwachsenen
gewöhnlich mit einem Gesamtkörperwasser von 60% des Körperge-
wichtes. Beim "normalen" alten Erwachsenen kann man dafür
allenfalls noch 52% ansetzen, also rund 5 Liter weniger(Abb. 3).

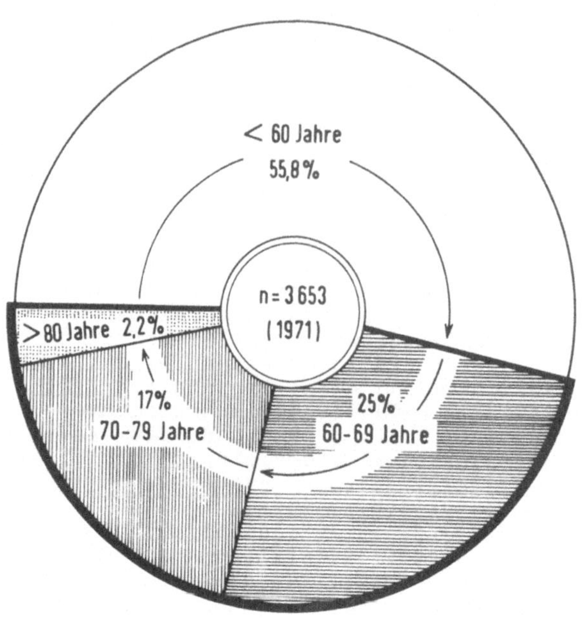

Abb. 1. Anteil geriatrischer Patienten an einem unausgewählten
urologisch operativen Krankengut (1971)

Diese physiologische relative Hypohydratation des alten Menschen wird aber allein schon durch eine Adipositas - also
durch eine Erhöhung des Fettbestandes auf Kosten des Wasseran-
teils - an die Grenze zur Pathophysiologie hin verschoben,
wenn dadurch etwa nur noch 42% Körperwasser zur Verfügung stehen (BAUR). 52% oder gar 42% Gesamtkörperwasser im Alter verteilen sich außerdem auch noch anders auf die Flüssigkeits-
räume des Organismus als in jüngeren Jahren. Intracellulärer
Anteil (ca. 27%) und extracelluläres Volumen (ca. 25%) sind
ähnlich wie beim Säugling nahezu gleich groß. Vom damit relativ vergrößerten Extracellulärraum profitieren wohl Intersti-
tium und Plasmaraum; die gleichzeitige Einschränkung des in-
tracellulären Flüssigkeitsanteils bedeutet jedoch die parti-
elle Einbuße eines leistungsfähigen Pufferraumes für das Extra-
cellulärvolumen, also einen "Verlust an Sicherung für die Homöostase" des Wasser-Elektrolythaushaltes (BAUR).

Wenn auch die Elektrolytkonzentrationen des Extracellulärraumes
(Natrium, Calcium, Chlor) pro Liter Flüssigkeit im Alter leicht
niedriger liegen als in jüngeren Jahren, so ist doch infolge
des vermehrten Extracellulärvolumens der gesamtextracelluläre
Natrium-, Calcium- und Chlorbestand absolut um rund 10 bis 15%
erhöht.

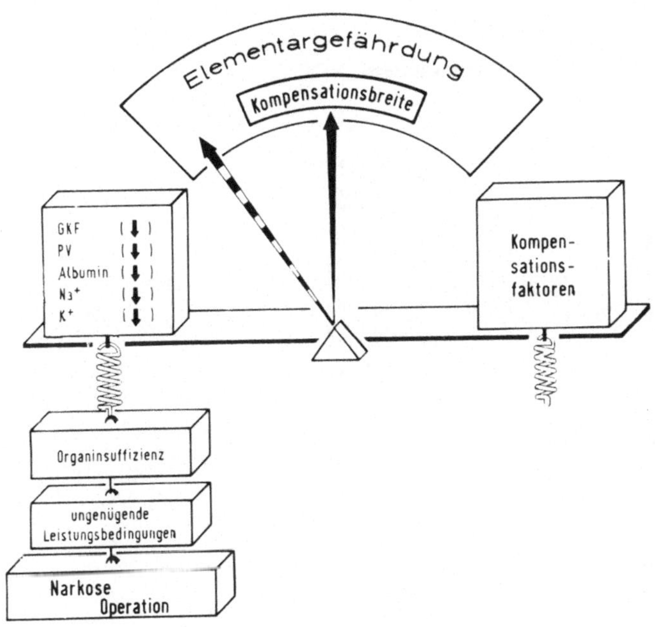

Abb. 2. Das Gleichgewicht der Homöostase im Alter

Entsprechend der Flüssigkeitsverschiebung vom Intracellulärraum in den Extracellulärraum sind andererseits im Intracellulärraum zwar die Konzentrationen an Kalium, Magnesium,Phosphat
und Stickstoff pro Liter Volumen erhöht, der Bestand ist jedoch absolut vermindert.

Zu den besonderen Verhältnissen der Wasser- und Elektrolytver-
teilung treten nun noch Faktoren auf der Ein- und Ausfuhrseite
hinzu, die bereits an der Grenze zur Pathophysiologie zu loka-
lisieren sind (Abb. 4). Einerseits können Nahrungs- und Flüssigkeitsaufnahme infolge verminderter Durst- und Hungerperzep-
tion stagnieren. Zum anderen benötigt die "Altersniere" zur
Elimination harnpflichtiger Substanzen relativ mehr Wasser als
die "mittelalterliche" Niere. Allein durch diese beiden Kompo-
nenten kann die Wasser-Elektrolytbilanz im Alter in den defi-
zitären Bereich gelangen. Diuretica und Laxantien - vielfach
zur Therapie interkurrenter Erkrankungen appliziert - unter-
stützen diesen Prozess.

Nur scheinbar günstig imponiert unter diesen Bedingungen die
Feststellung, daß die perspirato insensibilis als Folge der
physiologischen Alterungsprozesse der Haut vielfach nur zwei
Drittel bis die Hälfte der normalen täglichen Verlustmenge
ausmacht. In Wirklichkeit wird der alte Mensch dadurch zusätz-

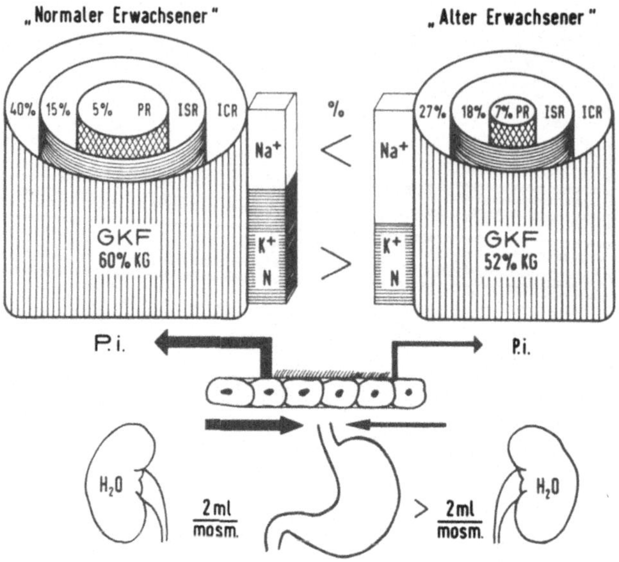

Abb. 3. Physiologie des Wasser-Elektrolythaushaltes im Alter

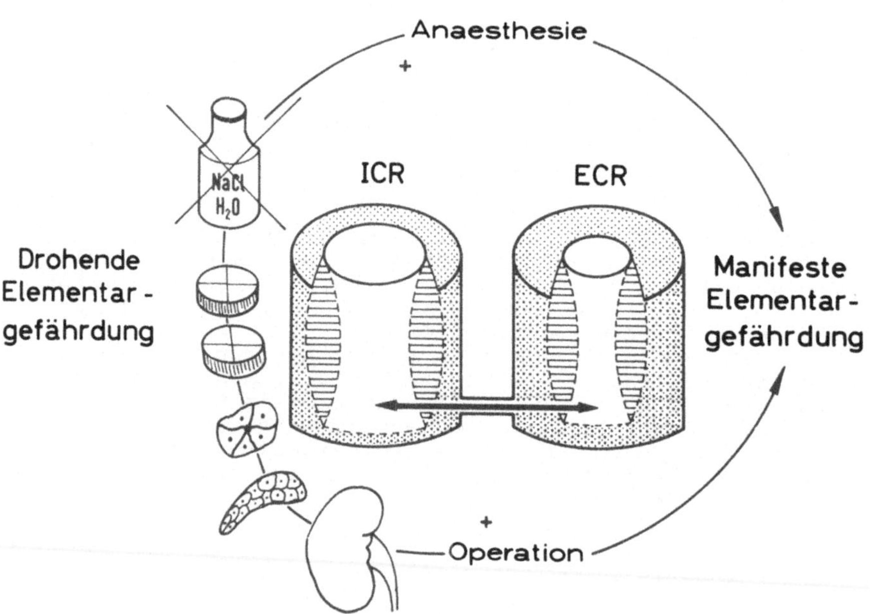

Abb. 4. Mechanismus der Elementargefährdung im Alter durch
Physiologie - Pathophysiologie - Trauma

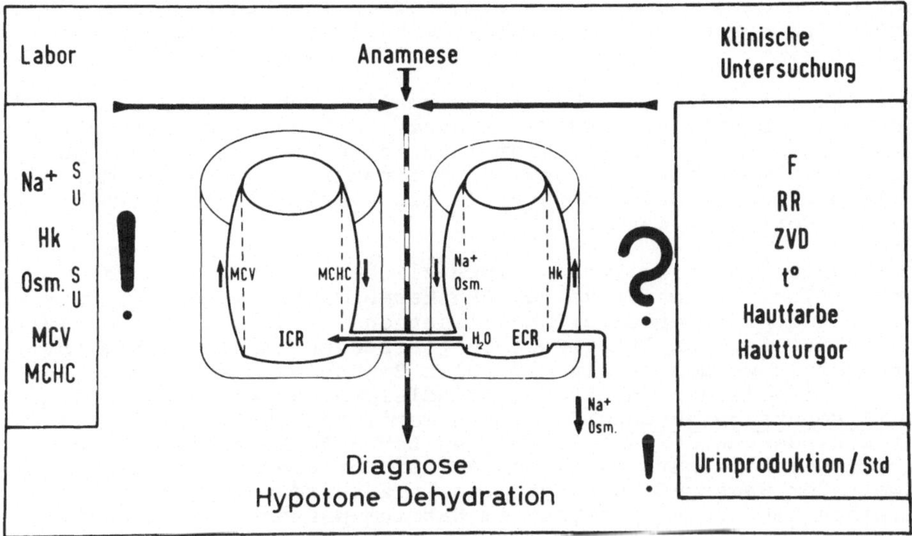

Abb. 5. Die Diagnose des hypotonen Wassermangels

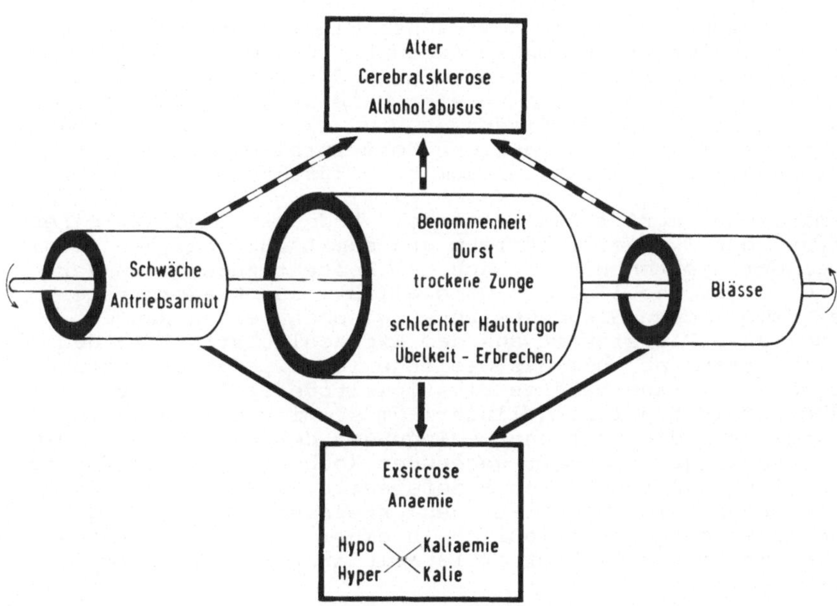

Abb. 6. Das Symptom als Drehscheibe zwischen Diagnose und Fehl-
diagnose

lich gefährdet, indem er - infolge einer mangelhaften Thermoregulation - mehr und mehr zum Spielball seiner Umgebungstemperatur wird.

Diese skizzenhafte Aufzählung sei schließlich durch die Feststellungen BLANDs und BEHNKES ergänzt, daß·der erkrankte alte
Mensch in der Regel nicht einmal nur eine einzige Störung aufweist; vielmehr muß nach dem 70. Lebensjahr in rund 75% der
Fälle mit einer Polymorbidität (3 bis 4 Erkrankungen gleichzeitig) gerechnet werden.

So wird verständlich, welche zusätzliche Belastung etwa die
Kombination: präoperative Nahrungskarenz - Anaesthesie - Operation und postoperative Immobilisation - bedeutet. Die daraus
möglicherweise resultierenden Entgleisungen im Wasser-Elektrolythaushalt werden zu einer vitalen Bedrohung des Organismus,
ohne schließlich noch mit dem Grundleiden verbunden zu sein.
Die Elementargefährdung des alten Patienten (BAUR) als Folge
der Behinderung seiner elementaren Lebensfunktionen, ist kom-
plett. Der pathophysiologische Ablauf der Elementargefährdung -
soweit dem Wasser-Elektrolythaushalt zuzuordnen - prägt sich
klinisch besonders bedeutsam im Natrium-Wasser- und im Kalium-
Haushalt aus. Natrium- und Wasserbestand sind im Alter über
das physiologische Ausmaß hinaus vorwiegend im Sinne eines
a) Wassermangels mit Natriummangel (hypertone Dehydratation)
und
b) eines Natriummangels mit Wassermangel (hypotone Dehydratation)
betroffen.

Der isotone Natrium- und Wassermangel - zwar vielfach Ausgangs-
punkt definierter Störungen des Wasser-Elektrolythaushaltes -
ist oft nur in der Initialphase erkennbar und wird durch das
aus dem oxydativen Stoffwechsel anfallende freie Wasser sowie
durch orale Zufuhr von freiem Wasser bald in die hypotone Form
überführt. Echte Wasserüberladungen sind in der Regel iatroge-
nen Ursprungs, wobei die hypertone Form infolge der verbreite-
ten "Natriumallergie" ohnehin kaum zu befürchten ist.

Der summarische Begriff "Wassermangel" bedeutet zunächst einen
Angriff auf den Extracellulärraum und damit auch auf den Plasmaraum; bei der hypotonen Form (Abb. 5) besteht zudem eine Verminderung der extracellulären Osmolalität. Zur Wiederherstel-
lung des osmotischen Gleichgewichts zwischen beiden Räumen
strömt so lange Flüssigkeit aus dem Extracellulärraum in den
Intracellulärraum ab, bis das Gleichgewicht wieder erreicht
ist. Primäres extracelluläres Flüssigkeitsdefizit und sekundärer Abstrom in den Intracellulärraum summieren sich in ihren
Auswirkungen auf die Leistungsbedingungen der Hämodynamik. Die
klinische Voreingenommenheit gegenüber Kochsalz und die Vorlie-
be für freies Wasser bewirken andererseits, daß der pathophysiologische Mechanismus noch iatrogen unterstützt wird und der
hypotone Wassermangel schließlich in einer echten Wasserintoxi-
kation bei weiterbestehender extracellulärer Wasserverarmung
mündet.

Dazu trägt sicherlich in nicht unerheblichem Maße die spezifische Symptomatik des alten Patienten bei. Selbst wenn man seine
Klagen und anamnestischen Angaben zuhilfe nimmt (Abb. 6) bieten

sich Fehlinterpretationen nur zu leicht an. Durst ist nicht
obligatorisch, wird vielleicht auf eine Alkoholamnese bezogen
oder als Folge der Altersindolenz gar nicht geäußert. Mürri-
sches Verhalten, Benommenheit oder gar Bewußtlosigkeit werden
auf eine Cerebralsklerose zurückgeführt. Übelkeit und Erbrechen sind nur zu leicht Symptome eines Altersulcus. Selbst
der Informationswert klinischer Parameter kann täuschen. Eine
Pulsfrequenz von 72/min. kommt unter Umständen schon einer
Tachycardie gleich. Der Blutdruck scheint vielfach noch normal, kann aber vorher bereits unbemerkt von höheren Werten aus
abgefallen sein. Selbst der zentrale Venendruck, ein sonst relativ verläßlicher Indikator für Flüssigkeits- und Volumenman-
gel, scheint bei einer zusätzlichen Rechtsherzinsuffizienz normal oder gar erhöht. Die Beurteilung der Hautfarbe und der Haut-
beschaffenheit täuscht, wenn der alte Patient schon physiolo-
gischerweise eine blasse, runzelige Haut aufweist. Sie kann
aber ebensogut Symptom einer schweren Exsiccose sein. Verläß-
liche Daten über die Urinausscheidung schließlich sind oft
kaum zu erhalten, die Symptome einer Prostatahypertrophie er-
schweren erst recht die Verwertung anamnestischer Angaben.

Trotzdem ermöglicht die Kombination von Anamnese, klinischer
Untersuchung und Laborstatus letztlich eine hinreichend ver-
läßliche Wertung und Diagnose und bildet damit die Basis einer
adaptierten Substitutionstherapie. Der klinische Verdacht wird
durch die Verminderung des Serum- und Urinnatriums sowie der
Serum- und Urinosmolarität und den erhöhten Hämatokrit bestätigt. Die Berechnung des mittleren Erythrocytenvolumens und
der mittleren erythrocytären Hämoglobinkonzentration geben gar
Aufschluß über die stattgehabten Verschiebungen zwischen Extracellulärraum und Intracellulärraum.

Nicht sehr viel anders stellt sich die Situation dann dar, wenn
ein Wassermangel mit Natriumverarmung (=hypertone Dehydratation)
vorliegt (Abb. 7). Der primär hypertonisch bzw. hyperosmolar
gewordene Extracellulärraum wird so lange vom Intracellulärraum her mit Flüssigkeit versorgt, bis beide Räume wieder gleiche Osmolalitätsverhältnisse aufweisen. Im Gegensatz zum normalen Erwachsenen wirken sich Verluste im Alter aber nicht wie
2/3 zu 1/3, sondern fast je zur Hälfte auf Intracellulär- und
Extracellulärraum aus. Der Puffer - Intracellulärraum - wird
beim alten Patienten im Verlaufe einer hypertonen Wasserverarmung nicht im gleichen Ausmaß geschädigt wie beim "normalen
Erwachsenen".

Die klinische Symptomatik kann von den gleichen Diskrepanzen
gekennzeichnet sein wie beim hypotonen Wassermangel. Doch im-
ponieren hier besonders trockene Zunge, Oligo-Anurie und Kreis-
laufsymptomatik. Auch bei der hypertonen Dehydratation führt
schließlich die kombinierte Wertung - Anamnese, klinische Untersuchung, Laborstatus - zur Diagnose. Auch hier bestätigen
erhöhter Hämatokrit, erhöhtes Serum- und Urinnatrium sowie
Serum- und Urinosmolarität die klinische Verdachtsdiagnose.
Als Ausdruck der stattgehabten Flüssigkeitsverschiebung zwischen den einzelnen Räumen ist das mittlere Erythrocytenvolu-
men (MCV) abgesunken und die mittlere erythrocytäre Hämoglobinkonzentration (MCHC) angestiegen.

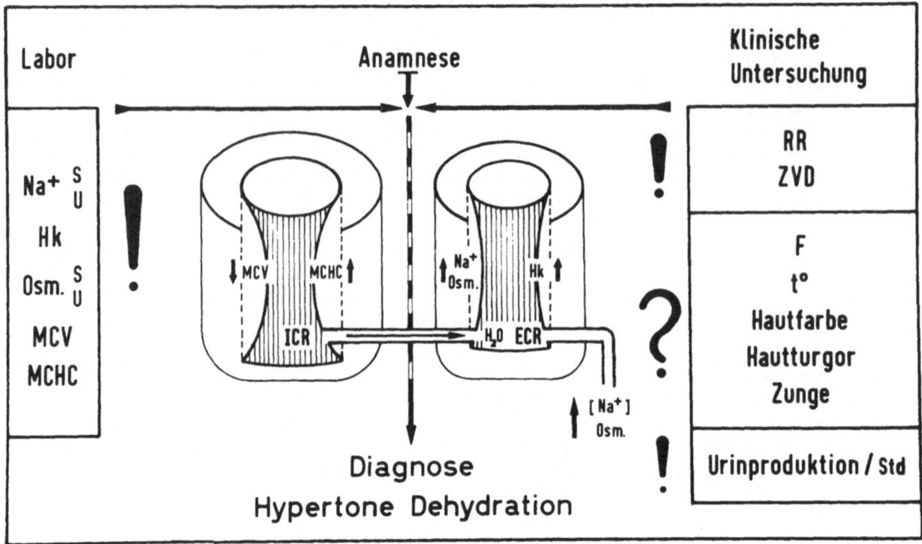

Abb. 7. Die Diagnose des hypertonen Wassermangels

Entsprechend ihrem Wesen als Elementargefährdung können Störungen des Wasser-Elektrolythaushaltes nur durch eine Elementartherapie (BAUR) behoben werden. Man könnte - speziell beim
geriatrischen Patienten - darüber hinaus geradezu von der Notwendigkeit einer Elementarprophylaxe sprechen. Grundlage der
Elementarprophylaxe wie der Elementartherapie ist die Bilanz
(Abb. 8). Sie bildet mit den Daten der Anamnese, der Ein- und
Ausfuhr sowie der Abschätzung des Fehlbedarfs und der Störfak-
toren die Grundlage der Prophylaxe wie der Therapie.

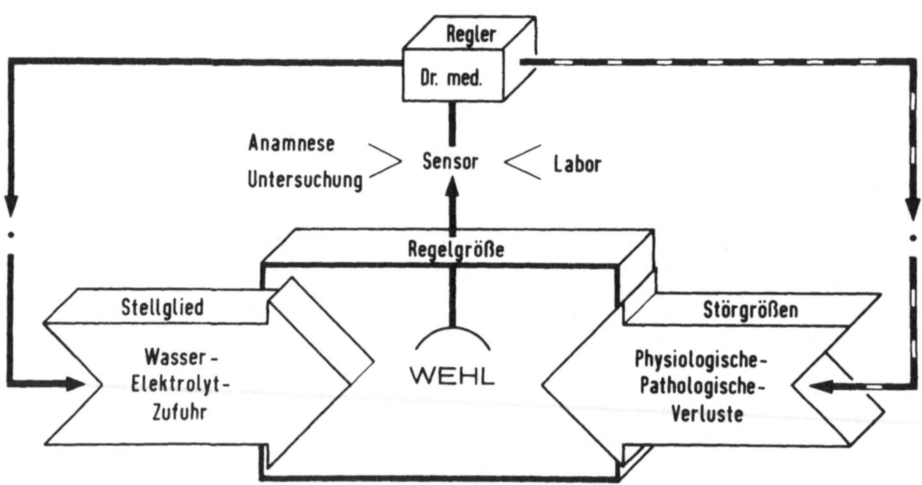

Abb. 8. Die Bilanz als Regelkreis

Der altersentsprechend hydrierte Patient muß vor dem Abgleiten
in die Elementargefährdung bewahrt werden, indem sein Basisbe-
darf gedeckt wird. Dazu bietet sich etwa die präoperative
Trinkhilfe in Form von 1/2- oder Vollelektrolytlimonaden an.
Diese Form der Flüssigkeitszufuhr vermeidet über den physiologischen Resorptionsweg die potentiellen Gefahren der parenteralen Infusionstherapie. Dabei ist jedoch zu bedenken, daß der
Gastrointestinaltrakt des alternden Menschen in Bezug auf das
aufzunehmende Volumen einen Toleranzverlust erleidet, der nur
durch mehrfache Gaben kleiner Mengen zu umgehen ist.

Ausgeprägte Veränderungen der Wasser-Elektrolytbilanz jedoch
bedürfen in jedem Falle der parenteralen Flüssigkeits- und
Elektrolytkorrektur. Der bestehende Fehlbedarf wird unter Berücksichtigung der besonderen Bedingungen des Alters und unter
Berücksichtigung des weiterlaufenden Erhaltungsbedarfs nach den
bekannten Richtlinien annäherungsweise berechnet und die erfor-
derlichen Korrekturmengen quantitativ und qualitativ vollwertig
zugeführt. Vielfach reichen dazu sogenannte Basiskorrekturlö-
sungen aus. Vielfach ist man jedoch auf die Kombination eigent-
licher Basislösungen mit Elektrolytkonzentraten - selbstverständlich unter Zusatz von Energieträgern - angewiesen. Dabei
ist von wesentlicher Bedeutung, Defizite nicht schlagartig zu
korrigieren, da umfangreiche Sofortkorrekturen oft nach Art und
Menge der applizierten Lösungen über die ohnehin limitierte Kompensationsbreite des Patienten hinausgehen. Das bedeutet letztlich, daß für die präoperative Substitutionstherapie beim alten Patienten grundsätzlich mehr Zeit zur Verfügung stehen muß
als in jüngeren Lebensjahren.

Für den intra- und postoperativen Erhaltungs- und Korrekturbe-
darf des Wasser-Elektrolythaushaltes schließlich kommt nur die
parenterale Zufuhr in Frage. Man muß jedoch auch hier bestrebt
sein, postoperativ so früh wie möglich oral Flüssigkeit zuzu-
setzen, da diese Form der Zufuhr auch als Prophylaxe gegen das
Auftreten von Soor, Stomatitis und Parotitis anzusehen ist.

Selbst eine fragmentarische Erörterung des Wasser-Elektrolythaushaltes im Alter müßte ungenügend bleiben, ohne die vielfältigen Beziehungen zwischen Natrium-Wasserhaushalt einerseits
und Kaliumbilanz andererseits wenigstens zu streifen.

Als Folge der schon angedeuteten physiologischen Umstellungs-
vorgänge im Alter (Ernährung, Proteinbildung, Proteinverlust,
Abnahme der Muskelmasse usw.) bildet sich eine negative Stickstoffbilanz aus. Diese negative Stickstoffbilanz ist aber
gleichzeitig mit einer Erniedrigung der Gesamtkaliumkapazität
verbunden, weil mit dem Verlust von 1 g Stickstoff 2,3 mval
Kalium verlorengehen. So besitzt der sogenannte normale 60 kg-
Mensch in jüngeren Lebensjahren eine gut 1000 mval höhere Kaliumkapazität als etwa ein älterer Mensch. Der alte Patient
verfügt jedoch über eine relativ höhere extracelluläre Kaliumkapazität als der jüngere, das Hauptdefizit entfällt vielmehr
auf den Intracellulärraum. Störungen des Kaliumhaushalts im
Sinne der Hyper- der Hypokaliämie und der Hypokalie sind generell bedingt durch Veränderungen der Kaliumkapazität in Kombination mit endogenen oder exogenen Belastungen, endogener
Umverteilung sowie Verlusten und unzureichender Zufuhr (Abb.9).

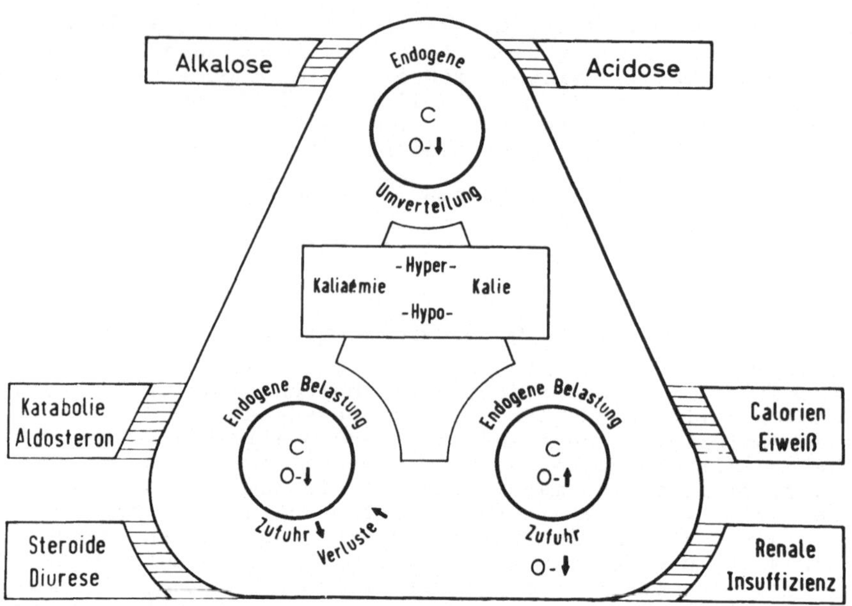

Abb. 9. Die Entstehung von Störungen im Kaliumhaushalt

Im Alter ist fast immer von einer Hypokalie auszugehen, die
sich als Hypokaliämie manifestieren kann oder nicht. Bei der
extracellulären hypertonen Exisccose etwa sind trotz intracellulärer Hypokalie vielfach die Serum-Kaliumwerte pseudo-
normal. Veränderungen des pH-Wertes führen gewöhnlich zur Verschiebung von Kalium in oder aus der Zelle heraus. Pro pH-Ein-
heit werden so zwischen O,4 und 1,2 mval Kalium ausgetauscht.
In Anwesenheit einer schweren Alkalose von einer Hypokalie zu
sprechen, setzt Serum-Kaliumwerte um oder unter 2,5 mval/l
voraus (SCRIBNER, BURNELL). Umgekehrt kann bei Vorliegen einer
schweren Acidose auf eine Normokalie nur bei hohen Serum-Kalium-
werten und auf eine Hypokalie nur bei normalen Serum-Kaliumwer-
ten geschlossen werden (Abb. 10).

Störungen des Kaliumhaushaltes wirken sich im Alter verhängnis-
voller aus als beim jüngeren Menschen, da die Kaliumstörungen
in der Regel auf bereits vorhandene Erkrankungen trifft. Die
Hyperkaliämie und Hyperkalie führen z.B. zur Dilatation des
ohnehin schon dilatierten Herzens, zur Verstärkung einer mus-
kulären Adynamie bis hin zur Lähmung usw.; die Hypokaliämie
und Hypokalie verursachen Somnolenz und Coma, elektromechani-
sche Entkopplung am Herzen, Ileus, Blasenlähmung, Digitalis-
überempfindlichkeit, Tachykardie und schließlich Herz-Kreis-
laufversagen. Fehlinterpretationen dieser Symptomatik liegen
auch hier - selbst in Kenntnis der Serum-Kalium-Werte - nahe.
Das macht andererseits besonders deutlich, daß aus einem einzelnen Serumwert niemals diese oder jene Veränderung geschlos-

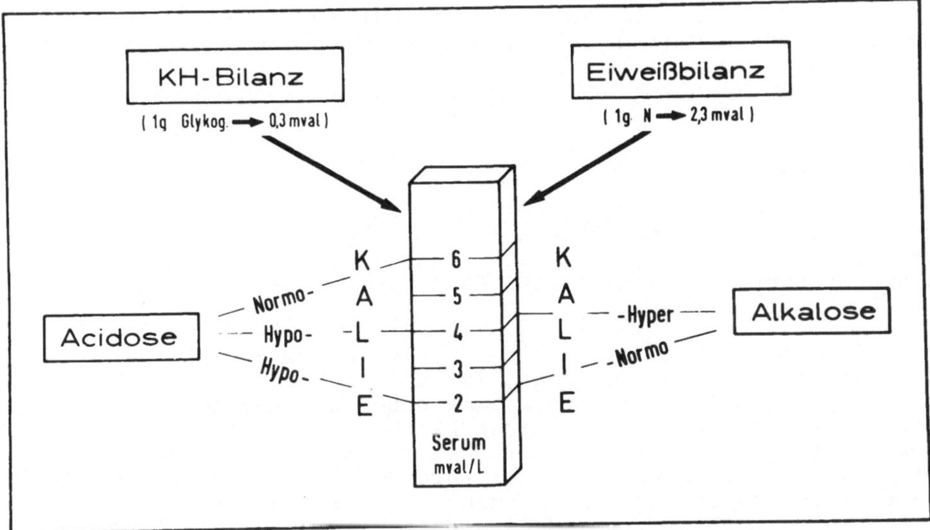

Abb. 10. Kaliämie und Kalie als Spiegel des Säure-Basen-Haushaltes, des Kohlenhydrat- und Eiweißstoffwechsels

sen werden darf.Mehrfache Untersuchungen der Serum- und Urinwerte sowie auch hier die Erstellung einer Kaliumbilanz machen erst eine Diagnose hinlänglich verläßlich.

Die Kaliumsubstitution kann sich zwar an den Empfehlungen BURNELLs und SCRIBNERs ausrichten, sie muß aber berücksichtigen, daß die Kaliumtoleranz des alten Patienten vermindert ist und daß er - vielfach unter spezifischer Medikation stehend - eine forcierte Kaliumsubstitution besonders schlecht verträgt. Auch kann eine Kalorien- und Eiweißsubstitution ohne zusätzliche Kaliumsubstitution verhängnisvoll sein, wenn durch die Kalorien- und Eiweißzufuhr gleichzeitig die Kaliumkapazität erhöht wird.

Die Vielfalt von Faktoren, die allein von seiten des Wasser-Elektrolythaushaltes eine Elementargefährdung des alten Patienten auslösen können, führt zu der unabdingbaren Forderung, dem geriatrischen Patienten keine Belastung - etwa in Form einer Anaesthesie oder Operation - zuzumuten, solange nicht zumindestens seine physiologischen Bedingungen wieder hergestellt sind. Sie allein sind Voraussetzung für die Herstellung von Leistungsbedingungen, die das andernfalls unvermeidlich ablaufende thanatogenetische Geschehen verhindern können. Welche Bedeutung den Leistungsbedingungen des Wasser-Elektrolythaushaltes dabei zukommt, wird durch die Aussage BAURs unterstrichen, daß eine sogenannte Niereninsuffizienz im Alter in 80% aller Fälle lediglich bedingt ist durch die Leistungsbehinderung der Nierenfunktion, weil eben ein entsprechendes Angebot nicht vorhanden ist. Die eingangs zitierten Formulierungen BLANDs lassen sich vielleicht durch die Forderung ergänzen, daß heute das gleiche diagnostische, analytische und

therapeutische Selbstbewußtsein, das die Pädiatrie im Interesse
ihrer Patienten seit der Jahrhundertwende verfolgt, in ebenso
großem Umfang den Patienten der Geriatrie gebühren muß und das
nicht nur im Hinblick auf den Wasser-Elektrolythaushalt.

Zusammenfassung

Welche klinische Bedeutung der medizinischen Versorgung des
geriatrischen Patienten heute zukommt, zeigt allein die Tatsache, daß der Prozentsatz über 60jähriger in einem urologi-
schen Krankengut von ca. 3.000 Fällen pro Jahr über 44% ausmacht.

Daß ein alter Mensch nicht einfach als "alter Erwachsener"
(BLAND) behandelt werden kann, ist u.a. durch die gegenüber
dem Jüngeren differenten physiologischen Bedingungen seines
Wasser-Elektrolythaushaltes zu erklären. Sie allein schon bedeuten einen"Verlust an Sicherung für die Homöostase" (BAUR).
Hinzu kommen Störeinflüsse über veränderte Eß- und Trinkgewohn-
heiten, die sogenannte "Altersniere", eine veränderte perspi-
ratio insensibilis u.a.m. Medikamente, die zur Therapie manig-
faltiger Begleiterkrankungen (Polymorbidität des alten Patienten) erforderlich sind, durchbrechen den physiologischen Regelkreis der Wasser-Elektrolytbilanz.

Von herausragender klinischer Bedeutung im Alter sind hypotone
Dehydratationen einerseits sowie Störungen des Kalium-Haushal-
tes auf der anderen Seite. Ihre Beurteilung stößt schon deshalb vielfach auf Schwierigkeiten, weil die klinische Symptomatik durch Symptome sogenannter altersphysiologischer Veränderungen (Haut- und Schleimhäute, Herz-Kreislaufsystem usw.)
imitiert, aber auch verdeckt werden kann. Nur die kritische
Bewertung der Trias - Anamnese, klinische Untersuchung und
Laborstatus - kann Aufschluß über das Ausmaß der Elementargefährdung (BAUR) geben.

Störungen der Elementarfunktion - Wasser-Elektrolythaushalt -
wirken sich im Alter besonders gravierend aus, da sie in der
Regel auf bereits vorgeschädigte Organfunktionen treffen(Herz-
Kreislaufsystem - Niere - Magen-Darm-Kanal) und so die allgemeinen Leistungsbedingungen des Organismus empfindlich stören.
Umsomehr kommt der "Elementarprophylaxe" eine entscheidende
Bedeutung zu, der alte Patient muß vor dem Abgleiten in die
Elementargefährdung bewahrt werden. Befindet er sich noch innerhalb der Grenzen seiner Kompensationsbreite, gilt es, durch
eine Erhaltungstherapie die Homöostase zu sichern (z.B. Elektro-
lytlimonaden usw.).

Ist die Homöostase des Wasser- und Elektrolythaushaltes - z.B.
vor einem operativen Eingriff - bereits gestört, so kann nur
die parenterale Substitution indiziert sein. Dasselbe gilt für
die intra- und unmittelbar postoperative Phase.

Unter Berücksichtigung der Energie- und Eiweißbilanz, sowie
unter Zugrundelegung der physiologischen Daten des geriatrischen Patienten, müssen Umfang und Qualität der Störungen im
Wasser-Elektrolythaushalt abgeschätzt und sodann vollwertig
korrigiert werden. Dabei bleibt zu bedenken, daß der "Schnell-

korrektur" durch die verminderte Toleranzbreite im Alter Grenzen gesetzt sind, zur Korrektur von Defiziten folglich mehr
Zeit benötigt wird als in jüngeren Lebensjahren.

Einen alten Patienten im Zustand der Elementargefährdung einer
zusätzlichen Belastung (Anaesthesie und Operation) auszusetzen,
ohne seine Physiologie wieder herzustellen, ist daher nicht
länger vertretbar.

Summary

The increasing precentage of geriatric patients shows that medical care in this age groups becoming more and more important.
As far as water-electrolyte balance is concerned, a geriatric
patient cannot be considered to be merely an "old adult"(BLAND),
since his different physiological conditions have to be ac-
counted for. These special physiological conditions, together
with changes in food and fluid intake, kidney function, insen-
sible perspiration, not to mention widespread polymorbidity
and drug therapy, can because a variety of severe disturbances.
Hypotonic and hypertonic dehydration as well as hypo- and hyper-
potassemia are frequent in geriatric patients. But the clinical
signs of these pathological conditions are often quite different
from those seen in younger adults. Only a critical analysis of
the medical history, of clinical investigations and laboratory
measurements can disclose the degree of danger to life.
Disturbances of the water-electrolyte balance are frequently
to existing disorders of organ functions. Basic prophylactic
measures and therapy are, therefore, all the more important.
For prophylactic purposes, oral electrolyte solutions are recommended. But existing disturbances must be treated by parenteral substitution.

In view of the overall decline in the compensatory mechanism
of geriatric patients, correction of water-electrolyte imbal-
ance should never be fast. More time is needed than in "normal
adults". It follows that a geriatric patient should never be
given anesthetics or be operated upon until his normal physi-
ology has been restored.

Literatur

AHNEFELD, F.W., ISRAND, H.H., HALMAGYI, M.,HEIMER, G.: Thana-
        togenetische Faktoren bei Eingriffen im höheren Lebens-
        alter. In: HUTSCHENREUTER, K. BIHLER, P. FRITSCHE: An-
        aesthesie in extremen Altersklassen. Anaesthesiologie
        und Wiederbelebung, Band 47, S. 152. Berlin-Heidelberg-
        New York: Springer-Verlag 1970.
BAUR, H.: Entgleisungen des Wasser- und Elektrolythaushaltes
        im Alter. In: W. DOBERAUER: Geriatrie und Fortbildung.
        Bergland-Druckerei Wien 1960.
BAUR, H.: Bilanzkunde des Wasser-Elektrolyt-Haushalts. Die
        Heilkunde 78, 1 (1965).
BAUR, H.: Der Wasser- und Elektrolythaushalt des Kranken. (An-
        aesthesiologie und Wiederbelebung, Band 65), Berlin-
        Heidelberg-New York: Springer 1973.

BENKE, A.: Geriatrische Anaesthesie. In: K. HUTSCHENREUTER,
     BIHLER, K., FRITSCHE, P.: Anaesthesie in extremen Al-
     tersklassen. Anaesthesiologie und Wiederbelebung,
     Band 47, S. 108. Berlin-Heidelberg-New York: Springer-
     Verlag 1970.
BLAND, J.H.: Störungen des Wasser- und Elektrolythaushaltes.
     Stuttgart: Georg Thieme-Verlag 1959.
BLAND, J.H.: Clinical metabolism of body water and electrolytes.
     Philadephia-London: W.B. Saunders Company 1963.
BÜCHERL, E.S. et al.: Postoperative Störungen des Elektrolyt-
     und Wasserhaushaltes. Stuttgart: F.K. Schattauer-Ver-
     lag 1968.
BURNELL, J.M., SCRIBNER, B.H.: Serum potassium concentration
     as a guide to potassium need. J.A.M.A. $\underline{164}$, 959 (1957).
CHRISTENSEN, H.N.: Elektrolytstoffwechsel. Berlin-Heidelberg-
     New York: Springer-Verlag 1969.
KIRCHNER, E.: Blutvolumen und Kapazität des Gefäßsystems bei
     alten chirurgischen Patienten. In: K. HUTSCHENREUTER,
     K. BIHLER, P. FRITSCHE: Anaesthesie in extremen Alters-
     klassen. Anaesthesiologie und Wiederbelebung, Band 47,
     S. 202, Berlin-Heidelberg-New York: Springer-Verlag
     1970.
KLAUS, D.: Diagnostik und Therapie von Störungen im Wasser-
     und Elektrolythaushalt. Wiss. Beibl. Nr. $\underline{53}$ zur Mat.
     Med. Nordm., S. 377.
MAYRHOFER, O., KREUZER, M., NIESSNER, G.: Grundprinzipien der
     Narkoseführung im Senium. In: K. HUTSCHENREUTER, K.
     BIHLER, P. FRITSCHE: Anaesthesie in extremen Alters-
     klassen. Anaesthesiologie und Wiederbelebung, Band 47,
     S. 101. Berlin-Heidelberg New York: Springer-Verlag
     1970.
MEBUST, W.K., BRADY, T.W., VALK, W.L.: Observations of cardiac
     output, blood volume, central venous pressure, fluid
     and electrolyte changes in patients undergoing trans-
     urethral prostatectomy. Journ. of Urology $\underline{103}$, 632
     (1970).
PARKER, J.O., CHIONG, M.A., WEST, R.O., CASE, R.B.: The effect
     of ischemia and alterations of heart rate on myocardial
     potassium balance in man. Circulation $\underline{XLII}$, 205 (1970).
SCHMITT, H., HÖHLER, H.: Zur Klinik des hyperosmolaren nicht
     azidotischen Coma. Med. Welt $\underline{22}$, 1885 (1971).
SCHWAB, M., KÜHNS, K.: Die Störungen des Wasser- und Elektro-
     lytstoffwechsels. Berlin-Göttingen-Heidelberg: Sprin-
     ger-Verlag 1959.
SIEGENTHALER, E.: Klinische Pathophysiologie. Stuttgart: Georg
     Thieme-Verlag 1970.
TAGGART, P., SLATER, J.D.H.: Significance of potassium in gene-
     sis of arrhythmias in induced cardiac ischaemia.British
     Medical Journ. $\underline{4}$, 195 (1971).
TRUNIGER, B.: Wasser- und Elektrolythaushalt. Stuttgart: Georg
     Thieme-Verlag 1971.

Pharmakologische Grundlagen der Therapie bei alten Menschen

H. Coper, H. Rommelspacher und G. Schulze

Während des ganzen Lebens befinden sich die Körperfunktionen
des Organismus mit wechselnder Schwankungsbreite und Stabilität in einem regulierten Gleichgewicht. Innerhalb dieses Adap-
tationsbereiches reagieren sie auch auf äußere Reize, nicht zuletzt auf Pharmaka. Im fortgeschrittenen Alter wird die Anpas-
sungsfähigkeit geringer, so daß es relativ leicht und schnell
zu einer Entgleisung aus der Homöostase kommen kann.

Mit den nachfolgenden Ausführungen soll versucht werden, aus
der veränderten Reaktion auf Pharmaka Rückschlüsse auf die zunehmende Störanfälligkeit bestimmter Funktionen im Alter zu ziehen, die Gründe für das geänderte Verhalten zu diskutieren und
Folgerungen für die Therapie abzuleiten. Dabei kann nur auf
einige wenige Reaktionen, die nach Einwirkung bestimmter Pharmaka beim jungen und alten Organismus qualitativ oder auch nur
quantitativ verschieden sein können, eingegangen werden.

Reagieren alte Patienten auf ein Arzneimittel qualitativ anders
als erwartet, so ist die Ursache dafür noch weitgehend unbekannt und tierexperimentell meist nicht untersucht (z.B. Para-
doxeffekte auf Barbiturate). Doch wenn der Effekt auch nur quantitativ von dem erhofften abweicht, ist diese verschiedene Ansprechbarkeit nur in Ausnahmefällen exakt zu erklären. Sie kann
in einer veränderten Resorption, Verteilung oder auch renalen
bzw. metabolischen Elimination des Pharmakons, also in der Pharmakokinetik begründet sein.

Darüber hinaus gibt es eine altersabhängige Empfindlichkeit auf
Arzneimittel. Sie liegt z.B. dann vor, wenn bei gleicher Blut-
und Gewebekonzentration eines Pharmakons dessen Effekt bei alten und jungen Versuchstieren nicht gleich ist. Ihre Ursache
ist meist sehr komplex und nicht von der Pharmakokinetik, sondern von dem "Funktionszustand der Rezeptoren" abhängig.

Pharmakokinetik

a) Resorption

Über Störungen der Resorption von Pharmaka im höheren Alter
liegen eine Reihe von Untersuchungen mit zum Teil widerspre-
chenden Ergebnissen vor. Einige Substanzen werden bei oraler
Gabe sicher langsamer und weniger vollständig aufgenommen.
Auch aus dem subcutanen Gewebe ist eine verzögerte Resorption
nachgewiesen (BENDER, 1965; FOLDES und KEPES, 1967; SCHULZ,
1965; ZIEM et al.,1970).

b) Verteilung

Die Geschwindigkeit, mit der Pharmaka in die verschiedenen Organe gelangen, kann aufgrund verminderter Gewebsdurchblutung infolge der typischen Altersveränderungen in den Gefäßen, der nachlassenden Herzleistung und damit anderer Kreislaufzeiten beeinträchtigt sein (BENDER, 1965; GOTTSTEIN, 1969; OLDENDORF und KITANO, 1965). Außerdem kann im Alter auch eine andere Verteilung durch Verschiebungen im Wasser- bzw. Fettgehalt der Zellen zugunsten der Lipoide eintreten (DOBERAUER et al.,1966; HOCH-LIGETI,1963; KORENCHEVSKY, 1961; LASSAGNA, 1956; PFLUG-FELDER, 1958).

c) Elimination

Entsprechend der geringeren Nierendurchblutung und etwas eingeschränkten Nierenfunktion ist bei Arzneimitteln, die unverändert ausgeschieden werden, eine verminderte renale Elimination beobachtet worden (DAVIES und SHOCK, 1950; MØLHOLM HANSEN et al., 1970; REUBI, 1967; TSCHEBOTAREW und KALINOWSKAJA,1968).

Die Geschwindigkeit der Entgiftung von Pharmaka kann im Alter durch unterschiedliche Stoffwechselaktivitäten, sei es durch eine absolute Verminderung funktionstüchtiger Zellelemente oder veränderte Enzymaktivitäten modifiziert sein (ADELMAN, 1971; BENDER, 1965; BRÜSCHKE et al., 1969; FOLDES und KEPES, 1967; FROLKIS, 1968; McGEER et al., 1971; RICHTER und ROTSCH, 1971). Eine verlangsamte metabolische Elimination ist tierexperimentell z.B. für Pentobarbital, Carisoprodol, Meprobamat u.a. in vitro und in vivo nachgewiesen (KATO et al., 1964). Von DAS und ZIEGLER (1970) wurde beschrieben, daß die arzneimittelentgiftenden Enzyme der Leber offenbar differenziert Altersveränderungen unterworfen sind. Diese Feststellung konnte HONECKER (1974) im Prinzip bestätigen. Er fand, daß die Umwandlung von p-OH-Amphetamin in p-OH-Norephedrin im Zentralnervensystem bei alten Ratten verlangsamt abläuft, während die Glucuronidierung des p-OH-Amphetamins in der Leber keiner Altersveränderung unterliegt. Aus vergleichenden Untersuchungen über Wirkungsdauer und Eliminationsgeschwindigkeit von Hexabarbital, Barbital und Thiopental geht hervor, daß bei 13 Monate alten Ratten die Kreislaufzeiten und die renale Exkretion gegenüber 3 Monate alten noch nicht eingeschränkt ist. Die Aktivität der mikrosomalen Enzyme war jedoch bei den älteren deutlich vermindert (KUHLMANN et al. 1970).

Versuche am Menschen mit Thiopental ergaben demgegenüber, daß das Pharmakon von jüngeren und älteren Patienten gleich schnell entgiftet wird. Die längere Schlafzeit der älteren beruht im Gegensatz zu den tierexperimentell erhaltenen Ergebnissen wahrscheinlich auf einer verlangsamten Kreislaufzeit (ODUAH, 1969). Auch bei anderen Studien hat sich herausgestellt, daß die metabolische Leistung der Leber auch beim alten Menschen noch so weit intakt ist, daß keine Gefahr der Überdosierung durch mangelnde Entgiftung besteht (TRAEGER et al., 1973).

Empfindlichkeit

Ältere Menschen sind darüberhinaus gegenüber Thiopental offenbar auch empfindlicher als jüngere,denn im Plasma jüngerer Pa-

tienten ist die Thiopentalkonzentration zum Zeitpunkt des Auf-
wachens höher als in dem älterer(ODUAH,1969).Gleiches gilt für
die alte Ratte. Sie reagiert auch auf Amphetamin empfindlicher,
denn die untere Grenzkonzentration von Amphetamin im Gehirn ist
für einzelne Wirkungen wie Stereotypien und Hyperthermie bei ihr
deutlich niedriger (ZIEM et al., 1970).

Über diese schon allmählich Allgemeingut werdenden Erkenntnisse hinaus soll im Folgenden etwas ausführlicher auf die eingangs erwähnten Regulationen, speziell die Thermoregulation,
eingegangen werden, zumal dieses System auch als Modell einer
im Alter störanfälligen Regulationsleistung bei Mensch und
Tier recht gut geeignet ist. In einer Studie über die Häufigkeit der Hypothermie in allgemeinen Wohnbezirken in England
wurde festgestellt, daß ca. 10% der im eigenen Haushalt lebenden Menschen über 65 Jahre eine Kerntemperatur unter 35,5° C
haben. In dieser Gruppe fanden sich auch Zeichen einer gestörten Thermoregulation, die sich in einem verminderten Gradien-
ten zwischen Kern und Schale ausdrückte. Bemerkenswert war,
daß diese Personen sich dabei nicht unbehaglich fühlten, also
kein Reiz bestand, Maßnahmen der Gegenregulation zu aktivieren
(FOX et al., 1973).

Medikamente wie Neuroleptika, Antidepressiva, Antihistaminika,
einige Hypnotika, Weckamine und auch der Alkohol, die in die
Temperaturregulation eingreifen, führen in der normalerweise
verwendeten Menge beim jüngeren Menschen noch nicht zu einer
Auslenkung aus der Homöostase. Der alternde, weniger adapta-
tionsfähige Organismus kann aber unter diesen Bedingungen,
besonders wenn noch weitere Störgrößen hinzutreten, aus dem
Stadium der thermischen Kompensation in die Dekompensation
gebracht werden. Dieser Effekt läßt sich tierexperimentell
gut nachahmen. Zum Beispiel ist die Temperatursenkung nach i.
m. Injektion von Procain bei alten Meerschweinchen nicht nur
größer als bei jungen, auch die Zeit, die für die Rückkehr
zum Ausgangswert benötigt wird, ist bei den alten Tieren deutlich länger (FARNER, 1961). In diesem Falle könnte das Ver-
suchsergebnis jedoch auch durch eine verminderte Aktivität
der Pseudocholinesterase, die das Procain spaltet, mit bedingt
sein (BARROWS et al., 1958; SHANOR et al., 1961). Bei der Wirkung von neuroleptisch wirkenden Phenothiazinen kann dieser
Faktor keinen Einfluß haben. Nach einer einmaligen Injektion
von 5 mg/kg Perazin i.p. sinkt bei alten Ratten in einer Umgebungstemperatur von 4° C die Körpertemperatur genauso stark
ab wie bei jüngeren nach der doppelten Dosis. Wird die Behandlung fortgesetzt, so verstärkt sich der Effekt zunächst bei
beiden Altersgruppen. Während bei den jungen nach einigen Tagen trotz Fortsetzung der Perazinapplikation eine allmähliche
Normalisierung einsetzt und am 10. Versuchstag die Körpertemperatur wieder innerhalb der normalen Streubreite liegt, tritt
bei den alten Ratten gegen den temperatursenkenden Effekt des
Perazins offenbar keine ausreichende Gegenregulation ein. Erst
nach Beendigung der Perazinbehandlung sind sie wieder in der
Lage, ihre Körpertemperatur bei 4° C in normaler Höhe zu halten (FÄHNDRICH und HADASS, 1969). Dieser Befund und pharmako-
kinetische Untersuchungen von HADASS et al. (1972) lassen klar
erkennen, daß der Perazineffekt auf die Temperaturregulation

kein Spiegelbild der aktuellen Perazinmenge im Serum oder Gehirn ist. Auch hier trifft das Pharmakon auf eine primär durch das Alter gestörte Regulation.

Die veränderte Empfindlichkeit des ZNS gegenüber Pharmaka wird von BRÜSCHKE et al. (1969), FARNER und VERZAR (1961), DOTY und DOTY (1964) auf die im Alter reduzierte Zahl von Nervenzellen zurückgeführt. Diese Erklärung ist, gerade weil sie auf morphologischen Befunden basiert, bestechend einfach und einleuchtend. Zweifellos ist auch die Stabilität eines Verbundsystems, in dem Impulse als Erregung oder Hemmung bzw. Bremsung der Erregung oder der Hemmung weitergeleitet, gesteuert und verarbeitet werden, um so größer, je enger und häufiger die funktionstüchtigen Nervenzellen miteinander netzartig verknüpft sind. Doch ist zu bedenken, daß der im Verlauf des Lebens im Gehirn fortschreitende Zelluntergang keineswegs gleich verteilt ist. Die sich vermindernde Zahl von Nervenzellen wird daher nur ein Faktor für die geringere Adaptationsfähigkeit im Alter sein. Weitere werden auf der molekularen Ebene der Erregungsübertragung gesucht werden müssen, wobei für die Temperaturregulation den aromatischen Monoaminen Dopamin (DA), Noradrenalin (NA) und Serotonin (5-HT) (FELDBERG und MYERS, 1963/64) sowie Acetylcholin (ACh) (MYERS und YAKSCH, 1969; BLIGH und MASKREY, 1969) die Funktion als Transmittersubstanzen zugesprochen wird. Die Konzentrationen an NA im Hypothalamus, an DA in den extrapyramidalen Zentren und an 5-HT im Gesamtgehirn sind aber bei alten Ratten nicht geringer als bei jungen. Werden die durch NA stimulierten α-Rezeptoren mit Phentolamin blockiert, so tritt bei den älteren Ratten eine im Vergleich zu den jüngeren stärkere Hypothermie auf (ROMMELSPACHER et al., 1972).

Periphere Stellglieder der Regulierung der Körpertemperatur sind hauptsächlich Vasomotorik, Wasserverdunstung, Muskelzittern oder metabolische Wärmebildung. Bei Prüfung der Feuchtigkeitsabgabe als Ausdruck des Wärmeverlustes läßt sich z.B. feststellen, daß in einer Umgebungstemperatur von 31° C die Gegensteuerung gegen einen durch Amphetamin induzierten Temperaturanstieg bei alten Ratten offenbar schlechter funktioniert als bei erwachsenen. Sie bekommen eine im Mittel um 0,6°C höhere Temperatur. Unter diesen Bedingungen steigern erwachsene Tiere den Anteil des "evaporative heat loss" am Gesamtenergieumsatz von 22,4% auf 48,1%, also um den Faktor 2,2, alte Tiere dagegen nur um den Faktor 1,5 (von 25,6 % auf 39,7 %). Es entsteht eine positive Energiebilanz, die zumindest rechnerisch für 0,6° C Temperaturdifferenz eine Erklärung darstellen würde.

Zwischen 31° C und 4° C Umgebungstemperatur erhöht sich der O_2-Verbrauch bei erwachsenen Ratten auf 210 % (Verbrauch bei 31° C = 100 %), der unter der Wirkung von 5 mg/kg Amphetamin auf 240 % gesteigert werden kann. Bei den alten Tieren findet sich zwischen 31° C und 4° C ein höherer Anstieg des O_2-Verbrauchs (270%), der unter Amphetamin jedoch nicht weiter vergrößert werden kann.

Unterhalb 18°C tritt bei Ratten nach Amphetamin eine Hypothermie auf. Untersuchungen über metabolische Faktoren, die mittelbar einen Einfluß auf wärmebildende Prozesse haben, wie z.B. die Konzentration an freien Fettsäuren im Plasma, haben er-

geben, daß zum Zeitpunkt der maximalen pharmakogenen Änderung
der Körpertemperatur die Substanz nur bei den jüngeren Ratten
signifikant im Blut ansteigt. Nach ARMSTRONG (1961) und NESBAK-
KEN (1973) besteht eine positive lineare Korrelation zwischen
der Clearance und Konzentration von freien Fettsäuren im Serum.
Die Steigung (tgα) dieser Funktion ist abhängig von der Körpertemperatur (Q_{10} = 3,14). Die bei Kälteexposition von 4° C
verstärkte Hypothermie der älteren könnte daher mindestens
teilweise auch hier auf eine schwächere oder ausbleibende Gegenregulation zurückgeführt werden (ROMMELSPACHER et al.,1974;
SCHULZE und BOLDT, 1974).

Am Beispiel der gestörten Thermoregulation wird somit sehr
deutlich, daß eine im Alter veränderte Empfindlichkeit auf
Pharmaka keineswegs immer allein durch die Pharmakokinetik
der verwendeten Substanz, einen Mangel bzw. Überschuß endogener Funktionsvermittler oder die Ansprechbarkeit entsprechender Rezeptoren befriedigend zu erklären ist.

Neben der Anpassungsschwierigkeit an Eingriffe in den Wärme-
haushalt ist bei Tieren auch die im Alter schon labile Nahrungsaufnahme relativ stark durch Pharmaka zu beeinflussen (EVERITT,
1957; FARNER, 1961). Sie greifen in ein ebenfalls schon insta-
bil gewordenes System ein und können daher auch unabhängig von
einer möglicherweise veränderten Pharmakokinetik quantitativ
anders wirken. Während erwachsene Tiere unter Amphetamin wie
unbehandelte Kontrollen an Gewicht zunehmen, reagieren die alten unter gleichen Bedingungen entgegengesetzt, sie nehmen ab
(ZIEM et al., 1970). Dabei kann es sich um die Folgen erhöhter
Motorik handeln, denn Versuche mit Perazin weisen ein gleiches
Ergebnis auf (FÄHNDRICH und HADASS, 1969 ; HADASS et al., 1972).

Bei alten Tieren und Menschen sind darüberhinaus die Adaptation
an Veränderungen des atmosphärischen Druckes (HÜGIN und VERZAR,
1957) sowie wahrscheinlich an alle zentral-vegetativ gesteuer-
ten Regulationen, wenn auch mit verschieden starker Empfindlichkeit eingeschränkt, wobei der Schlaf-Wach-Rhythmus und die
Kreislaufregulation beim Menschen im Alter sicher labiler sind
als die Nahrungsaufnahme.

Am gestörten Schlaf-Wach-Rhythmus im Alter (BRÜCHEL, 1966;
KUGLER, 1966) läßt sich auch zeigen, daß ein labil gewordenes
Regulationssystem nicht immer symptomgerichtet z.B. durch Hypnotika zu normalisieren ist. Bekanntlich kann es wie erwähnt
sogar zu Paradoxreaktionen kommen. Schlafstörungen im Alter
lassen sich häufig viel besser durch Stärkung der Herzleistung
und damit der zerebralen Durchblutung mit Hilfe von Digitalis-
glykosiden beheben, d.h. die Kreislaufverhältnisse können den
Schlaf erheblich beeinflussen. Für die Kreislaufregulation ist
wiederum der pH-Wert von Bedeutung. Im Schlaf ändern sich die
CO_2-Spannung und der pH-Wert des Blutes. Es kommt zu einer re-
lativen Acidose (RICHTER, 1965; MANGOLD et al., 1955; MILLS,
1953). Die Erregbarkeit des Vasomotorenzentrums ist aber beim
Menschen im vorgerückten Alter, wie RAAB schon 1936 festgestellt
hat, gegenüber einer Vermehrung oder Verminderung des CO_2-Gehal-
tes im Blut sehr empfindlich.

Besonders deutlich läßt sich die Labilität der Regulationsme-
chanismen im Alter bei Anwendung von Psychopharmaka erkennen.
Sie greifen zentral und peripher in zahlreiche Funktionen des
vegetativen Nervensystems ein und sind schon bei jüngeren un-
erwünschte Begleitwirkungen, die aber im Alter wesentlich stärker zum Ausdruck kommen. Dazu gehören orthostatische Kreislauf-
regulationsstörungen, aber auch die Obstipation und eine mit-
unter völlige Miktionssperre. Bemerkenswert ist jedoch das
Auftreten deliranter Verwirrtheit nach schon relativ kleinen
Dosen sedativ wirkender Antidepressiva (HELMCHEN, 1961; KA-
NOWSKI, 1972; MÜLLER, 1967; RÜMMELE, 1966).

Das diagnostische und therapeutische Bestreben in der Geriatrie
muß daher über die bisherigen Erkenntnisse von der veränderten
Pharmakokinetik und Empfindlichkeit der Rezeptoren hinaus, die
Stabilität und Grenze der Adaptationsfähigkeit der verschiedenen Regulationssysteme berücksichtigen. Leider sind unsere
Kenntnisse, welche Faktoren im einzelnen für die Aufrechterhaltung einer Homöostase von Bedeutung sind, noch sehr gering
und wegen der Komplexizität der Systeme auch nur bruchstückhaft
zu beschreiben.

<u>Literatur</u>

ADELMAN, R.C.: Age-dependent effects in enzyme induction -
        Biochemical expression of ageing. Exp.   Geront. $\underline{6}$,74
        (1971).
ARMSTRONG, D.T., STEELE, R., ALTSZULER, N., DUNN, A., BISHOP,
        J.S. and BODO, R.C. de: Regulation of plasma free fat-
        ty acid turnover. Amer. J.Physiol. $\underline{201}$, 9, 1961.
BARROWS, C.H. Jr., SHOCK, N.W.m CHOW, B.F.: Age differences
        in cholinesterase activity of serum and liver. J.
        Gerontol. $\underline{13}$, 20-23 (1958).
BENDER, A.D.: The effect of increasing age on the distribu-
        tion of perpheral blood flow in human. J. Amer.Geriatr.
        Soc. $\underline{13}$, 192 (1965).
BLIGH, J., MASKREY, M.: A possible role of acetylcholine in the
        central control of body temperature in sheep. J.physiol.
        (Lond.) $\underline{203}$, 55 P - 57 P (1969).
BRÜCHEL, K.W.: Klinische Aspekte der Schlafstörungen im höheren
        Lebensalter.In:Schlafstörungen im Alter und ihre Be-
        handlung.(H.KAISER, Hrsg.),Stuttgart:Thieme-Verlag 1966.
BRÜSCKHE, G., OEHME, P., SCHULZ, F.H.: Über einige Probleme
        der Therapie im Greisenalter. Zschr. Alternsforsch. $\underline{22}$,
        1-10 (1969).
DAS, M.L., ZIEGLER, D.M.: Rat liver oxidative N-dealkylase
        and N-oxidase activities as a function of animal age.
        Arch.Biochem.Biophys. $\underline{140}$, 300-306 (1970).
DAVIES,D.F., SHOCK, N.W.: Age changes in glomerular filtration
        rate, effective renal plasma flow and tubular excretory
        in adult males. J. clin.Invest. $\underline{29}$, 496-507 (1950).
DOBERAUER, W., FORMARCH, K., WICK, G.: Unterschiede in der
        Salurese bei alten und jungen Ratten. Zschr. Alterns-
        forsch. $\underline{19}$, 209 (1966).
DOTY, B.A., DOTY, L.A.: Effect of age and chlorpromazine on
        memory consolidation. J.comp.Physiol. $\underline{57}$, 331-334(1964).

EVERITT, A.V.: The senescent loss of body weight in male rats.
     J. Gerontol. 12, 382-387 (1957).
FÄHNDRICH, E., HADASS, H.: Relationship between the perazine
     concentration in the liver, brain and blood and the
     pharmacologic effects and chronic perazine medication
     in rats of different age. Pharmakopsychiat. 2, 109-119
     (1969).
FARNER, D.: Untersuchungen über die Wirkung von Pharmaka auf
     Tiere verschiedenen Alters. III. Mitteilung: Die Beein-
     flussung des Appetits durch Amphetamin (BENZEDRIN) und
     Preludin bei Ratten verschiedenen Alters. Gerontologia
     5, 35-44 (1961).
FARNER, D., VERZAR, F.: The age parameter of pharmacological
     activity. Experientia 17, 421 (1961).
FELDBERG, W., MYERS, R.D.: A new concept of temperature regu-
     lation by amines in the hypothalamus. Nature 200,1325
     (1963).
FELDBERG, W., MYERS, R.D.: Effects on temperature of amines
     injected into the cerebral ventricles. A new concept
     of temperature regulation. J.Physiol. (Lond.) 173,226-
     237 (1964).
FOLDES, F.F., KEPES, E.R.: Geriatric pharmacology. In: P.E.
     Siegler and J.H. Moyer (Eds.) "Animal and clinical
     pharmacologic techniques in drug evaluation". Vol. 2,
     pp. 141-150 Year Book Medical Publ. Chicago 1967.
FOX, R.H., WOODWARD, P.M., EXTON-SMITH, A.N.,GREEN, M.F.,DONNI-
     SON, M.H.: Body temperatures in the elderly: A national
     study of physiological, social and environmental con-
     ditions. Brit.Med. J. 1, 200-206 (1973).   (1973).
FROLKIS, V.V.: Regulatory process in the mechanism of ageing.
     Exp. Geront. 3, 113 (1968).
GOTTSTEIN,U.: The effects of drugs on cerebral blood flow es-
     pecially in patients of older age. Pharmacopsychiat.
     2, 100 (1969).
HADASS, H., KLUWE, S., FÄHNDRICH, Ch.: Perazin- und Imipramin-
     gehalt in Geweben der Ratten verschiedenen Alters. Phar-
     makopsychiat. 5, 53-69 (1972).
HELMCHEN, H.:Delirante Abläufe unter psychiatrischer Pharmako-
     therapie. Arch. Psychiat. Nervenkr. 202, 395-411 (1961).
HOCH-LIGETI, D.:J.Amer.Geriatr.Soc. 11, 403 (1963).
HONECKER, H.: Kinetik und Metabolismus des Amphetamins bei
     Ratten verschiedenen Alters. Inaug. Diss., Berlin
     1974.
HÜGIN, F., VERZAR, F.: Versagen der Wärmeregulation bei alten
     Tieren. Gerontologia (Basel) 1, 91 (1957).
KANOWSKI, S.: Klinische Aspekte der Psychopharmakotherapie im
     Alter. Vortrag auf dem Zweiten Symposium der Arbeits-
     gemeinschaft für Gerontopsychiatrie in Zusammenarbeit
     mit der Sektion Gerontopsychiatrie der World Psychiatric
     Association am 12. und 13. Mai 1972 in Berlin.
KATO, R., VASSANELLI, P., FRONTINO, G., CHIESARA, E.: Variation
     in the activity of liver microsomal drug metabolizing
     enzymes in rats in relation to age. Biochem.Pharmacol.
     13, 1037-1044 (1964).
KORENCHEVSKY, V.: Physiological and pathological ageing. New
     York: Hafner Publishing Company 161.

KUGLER, J.: EEG-Befunde bei Schlafstörungen im Alter. In:
          Schlafstörungen im Alter und ihre Behandlung (Hrg.H.
          KAISER). Symposium am 19. März 1966 in Oberstdorf.
          Stuttgart: Georg Thieme-Verlag 1966.
KUHLMANN, K., ODUAH, M., COPER, H.: Über die Wirkung von Bar-
          bituraten bei Ratten verschiedenen Alters. Naunyn-
          Schmiedeberg's Arch. Pharmakol. 265, 310-320 (1970).
LASSAGNA, L.: Drug effects as modified by ageing. J. chron.
          Dis. 3, 567 (1956).
MANGOLD, R., SOKOLOFF, L., CONNER, E., KLEINERMAN, J.,THERMAN,
          P.-O.G., KETY, S.S.: J. clin.Invest. 34, 1092 (1955).
McGEER, E.G., FIBIGER, H.C., McGEER, P.L., WICKSON, V.:Ageing
          and brain enzymes. Exper.Gerontol. 6, 391 (1971).
MILLS, J.N.: J. Physiol. 122, 66 (1953).
MØLHOLM HANSEN, J., KAMPMAN, J., and LAURENSEN, H.: Renal ex-
          cretion of drugs in the elderly. Lancet, 1170 (1970).
MÜLLER, C.: Alterspsychiatrie. Stuttgart: Thieme-Verlag 1967.
MYERS, R.D., YAKSH, T.L.: Control of body temperature in the
          unanaesthetized monkey by cholinergic and aminergic
          systems in the hypothalamus. J. Physiol. (Lond.) 202,
          483-500 (1969).
NESBAKKEN, R.: Aspects of free fatty acid metabolism during
          induced hypothermia. Scand.J.clin.Lab.Invest. 31,
          Suppl. 131 (1973).
ODUAH, M :Effektivität und Wirkungsdauer von Thiopental beim
          Menschen in Abhängigkeit vom Alter. Anaesthesist 18,
          308-310 (1969).
OLDENDORF, W.H., KITANO, M.: Isotope study of brain blood turn-
          over in vascular disease. Arch.-Neurol. 12, 30 (1965).
PFLUGFELDER, O.: Probleme des Alterns bei Tieren. Dtsch. med.
          Wschr. 83, 345 (1958).
RAAB, W.: Erregbarkeitsprüfung der Vasomotorenzentren beim
          Menschen. Klin.Wschr. 15, 851-854 (1936).
REUBI, V.: Die Altersinvolution der Niere. In: Doberauer(Hrsg.)
          "Handbuch der prakt. Geriatrie",Bd. II, 1967, S. 558.
RICHTER, D.: Verh.d.deutsch.Ges.f.inn.Med. 1965, S. 819.
RICHTER, V., ROTSCH, W.: Enzyme und Altern. Zschr. Alterns-
          forsch. 24, 17 (1971).
ROMMELSPACHER, H., COPER, H., LISON, H., FÄHNDRICH, Ch.,STRAUSS,
          S,: Über den Einfluß von Rezeptorenblockern und zentral
          wirkenden Substanzen auf die Thermoregulation und den
          Katecholaminhaushalt bei erwachsenen und alten Ratten.
          Act. gerontologie 1, 5-8 (1972).
ROMMELSPACHER,H., SCHULZE, G., BOLDT, F.: The ability of young-
          adult and aged rats to adapt to different ambient tem-
          peratures. Vortrag: Symposium on Temperature Regulation
          and Drug Action, Paris April 1974.
RÜMMELE, W.: Pharmakotherapie von Schlafstörungen im Alter aus
          psychiatrischer Sicht. In: H. KAISER (Hrsg.) "Schlaf-
          störungen im Alter und ihre Behandlung", Stuttgart:
          Georg Thieme-Verlag 1966.
SHANOR, S.P., VON HEES, G.R.m BAAST, N., ERDÖS, E,G., FOLDES,
          F.F.: The influence of age and sex on human plasma and
          red cell cholinesterase. Amer.J.med. Sci. 242, 357-361
          (1961).
SCHULZ, F.H.: Handbuch der praktischen Geriatrie. Stuttgart:
          Enke-Verlag 1965.

SCHULZE, G., BOLDT, F.: Einfluß von Pharmaka auf periphere Mechanismen der Thermoregulation bei Ratten verschiedenen Alters. Vortrag: Kongreß der Deutschen Gesellschaft
für Gerontologie, Nürnberg, Juni 1974.
SMITH, T.W., HABER, E.: Digoxin intoxication the relationship
of clinical presentation to serum digoxin concentration. J. clin.Invest. 49, 2377 (1970).
TRAEGER, A., KUNZE, M., STEIN, G., ANKERMANN, H.: Zur Pharmakokinetik von Indomethazin bei alten Menschen. Z. Alternsforsch. 27, 151-155 (1973).
TSCHEBOTAREW, D.F., KALINOWSKAJA, E.G.: Die Anpassungsfähig-
heit der alternden Niere. Z. Alternsforsch. 21, 35
(1968).
ZIEM, M., COPER, H., BROERMANN, I., STRAUSS, S.: Vergleichende
Untersuchungen über einige Wirkungen des Amphetamins
bei Ratten verschiedenen Alters. Naunyn-Schiedeberg's
Arch. Pharmakol. 267, 208-223 (1970).

Intensivtherapie im Alter aus internistischer Sicht

O. Bartels

1971 wurden auf der Intensivstation der Medizinischen Univer-
sitätsklinik Erlangen 334 Patienten im Alter zwischen 60 und
89 Jahren behandelt, das waren 38,5% aller in diesem Jahr behandelten Intensivpatienten. Die Letalität der "Alterspatienten" betrug 27,8% und war zwischen 71 und 80 Jahren prozentual
am höchsten (Abb. 1).

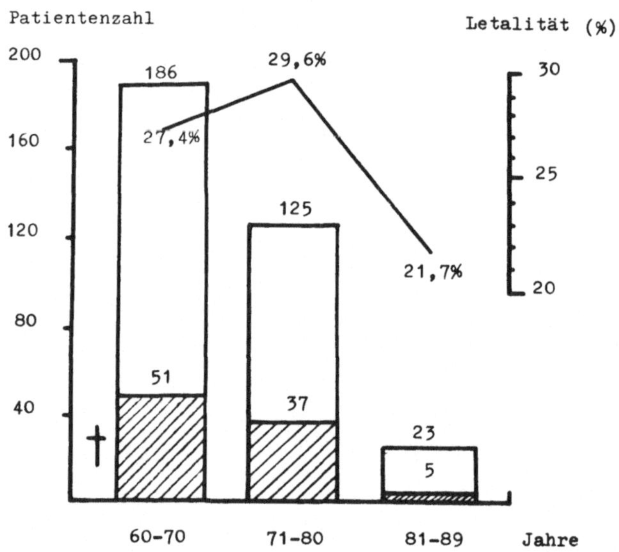

Abb. 1. Aufteilung der 1971 auf der internen Intensivstation
behandelten 334 Alterspatienten in drei Altersgruppen. Einge-
tragen ist die Gesamtzahl, die Zahl der Verstorbenen und die
prozentuale Letalität der einzelnen Altersgruppen

Kardiovaskuläre Notfälle dominierten, wie die Aufschlüsselung
der Aufnahmegründe in Tabelle 1 zeigt. Neben akutem Herzinfarkt
(n=53) und akuter Herzinsuffizienz erkrankten die Alterspatienten besonders häufig an akuten Rhythmusstörungen, davon in
42,4% (n=28) mit a.v. Block III. Grades. Es folgten Intoxikationen, an dritter Stelle renale Insuffizienz.

Die prozentuale Häufigkeit der Notfälle beim Alterspatienten
stimmt nur zum Teil mit derjenigen aller 2123 Notfälle der internen Intensivstation der Jahre 1969-1971 überein.

Tabelle 1. Diagnosen von 209 auf der internen Intensivstation aufgenommenen Patienten im Alter von 60 - 89 Jahren

Diagnosen	Patientenzahl n = 209	
Akute Herzinsuffizienz z.T. infolge Infarkt	68	32,5%
Akute Rhythmusstörungen z.T. infolge Infarkt	66	31,5%
Intoxikationen	19	9,1%
Urämie	11	5,3%
Gastrointestinale Blutungen	9	4,3%
Apoplektischer Insult	9	4,3%
Coma diabeticum	7	3,3%
Akute respiratorische Insuffizienz	6	2,8%
Varia	14	6,6%

Die kardiovaskulären Notsituationen waren in der Altersgruppe über 60 Jahren häufiger als im Gesamtpatientengut, dagegen die Intoxikationen seltener. Niereninsuffizienz und gastrointestinale Blutungen waren etwas häufiger Anlaß zur Aufnahme auf der Intensivstation als akute Zuckerstoffwechselentgleisungen und akute respiratorische Insuffizienz.Die niedrige Anzahl apoplektischer Insulte erklärt sich dadurch, daß ein großer Teil dieser Patienten entweder in der Univ. Nervenklinik oder auf anderen Stationen der Medizinischen Klinik behandelt wurden.
Die Häufigkeit der bei der Autopsie[+] erhobenen Befunde ist in Tabelle 2 zusammengestellt. Bei mehr als der Hälfte der Verstorbenen fand sich eine Hypertrophie der Herzmuskulatur. Ursache war die Widerstandserhöhung im kleinen und großen Kreislauf aufgrund typischer Altersveränderungen: Ausgeprägte Sklerose der Aorta, der Nierengefäße und der Pulmonalgefäße mit Hypertonie, außerdem Lungenemphysem, chronische obstruktive Bronchitis, Bronchiektasen und Emboli in den Pulmonalarterienästen, in 50% zum Teil hochgradig stenosierende Coronargefäßerkrankung; entsprechend die relativ große Anzahl alter Myocardnarben. Auffallend hoch war der Anteil an Ursachen obstruktiver und restriktiver Ventilationsstörungen: zu den oben genannten Befunden traten zäh-schleimige Obstruktion der Bronchien und Bronchioli, Pleuraadhäsionen mit der Umgebung und Pleuraverschwartungen.

In 28,2% (n=13) lagen Erosionen und Ulcera im Magen und Duodenum vor, bei 10 Patienten (etwa 78%) fand sich dabei Blut im Dünn- und weniger im Dickdarm, maximal etwa 1-1,5 Liter. Hervorzuheben ist, daß in 6 von 10 Fällen die gastrointestinale Blutung entweder nicht oder erst unmittelbar vor dem Exitus letalis bemerkt worden war. In keinem dieser Fälle war die akute Blutung Haupttodesursache. Es dürfte sich zum Teil um agonale akut entstandene Erosionen gehandelt haben.

[+]Die Sektionen wurden im Pathologischen Institut der Universität Erlangen(Direktor:Prof.Dr.med.V.Becker) durchgeführt.

Tabelle 2. Häufigkeit der Sektionsbefunde von 46 auf der internen Intensivstation verstorbenen Patienten im Alter von 60 - 89 Jahren

Sektionsbefunde	Häufigkeit	
Hypertrophie li. Herz	31x	67,1%
Hypertrophie re. Herz	25x	54,3%
Stenosierende Koronarsklerose	23x	50 %
Ausgeprägte Aortensklerose	19x	41,3%
Ausgeprägte Nierengefäßsklerose	17x	36,9%
Pleuraadhaesionen u. Schwielen	17x	36,9%
Alte Myokardnarben	17x	36,9%
Zäh-schleimige Bronchial-Obstruktion	15x	32,6%
Chronisch-obstruktive Bronchitis	12x	26,1%
Pulmonalgefäßsklerose	12x	26,1%
Ausgeprägtes Lungenemphysem	9x	19,4%
Bronchiektasen	7x	15,2%
Lungenembolie	7x	15,2%
Erosionen in Magen u. Duodenum	7x	15,2%
Ulcera in Magen u. Duodenum	6x	13 %
Bronchopneumonie	5x	10,9%
Ausgeprägte chronische Pyelonephritis	4x	8,6%

Tabelle 3. Haupttodesursachen von 80 auf der internen Intensivstation verstorbenen Patienten im Alter von 60 - 89 Jahren, davon 46 durch Autopsie bestätigt

Haupttodesursache	Patientenzahl n = 80	
Herzversagen	33	41,2%
Herzinfarkt	16	20 %
Apoplekt. Insult	7	8,7%
Respiratorische Insuffizienz und Bronchopneumonie	5	6,2%
Gastrointestinale Blutung	5	6,2%
Coma diabeticum	4	5 %
Intoxikation	3	3,8%
Lungenembolie	3	3,8%
Niereninsuffizienz	3	3,8%
Akute Pankreatitis	1	1,3%

Tabelle 3 zeigt die Häufigkeit der Haupttodesursachen von 80 auf der Intensivstation verstorbenen Alterspatienten, davon in 46 Fällen durch Autopsie bestätigt. 16 von 53 Herzinfarkt-Pa-

tienten zwischen 60 und 89 Jahren verstarben. Das entspricht
einer Letalität von 30% und etwa der Altersverteilung von
Infarkttodesfällen (4) Abb. 2).

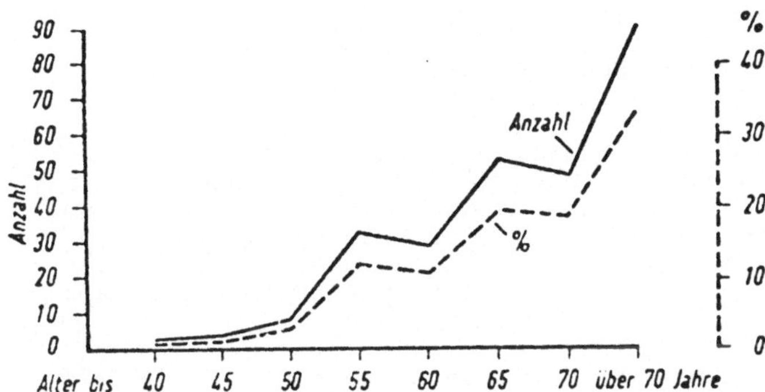

Abb. 2. Altersverteilung der Todesfälle beim Herzinfarkt (nach
BERNSMEIER)

Diese Übersicht weist auf Komplikationsmöglichkeiten und Besonderheiten in der Intensivmedizin beim Alterspatienten hin.

Besonders fallen auf:
1. Die kardiovaskulären Notsituationen stehen beim Alterspatienten an der Spitze interner Notfälle und sind häufigste
Todesursache.
2. Der Anteil obstruktiver und restriktiver bronchopulmonaler
Veränderungen ist hoch, hinzu kommen arteriosklerotische und
thrombembolische Lungengefäßveränderungen. Das akute Rechts-
herzversagen ist in der Intensivmedizin des Alterspatienten
ein häufiges therapeutisches Problem.
3. Es muß während der Intensivbehandlung mit akuten gastrointestinalen Blutungen gerechnet werden, ohne daß dieses Ereig-
nis anamnestisch zu erwarten ist.

Sektionsstatistiken haben gezeigt, daß bei Todesfällen durch
Herzerkrankungen und Hypertonie in 10 - 20% mit gastrointestinalen Blutungen aus hämorrhagischen Erosionen und Ulcera zu
rechnen ist (31,35). Bei apoplektischen Insulten wurden in 8%
akute Schleimhauterosionen und peptische Ulcera gefunden (17),
bei chronisch-unspezifischen Lungenerkrankungen in 10-25% (19).

SCHÖNBORN und Mitarbeiter fanden unter 192 Patienten einer internen Intensivstation in etwa 40% akute gastrointestinale Blutungen als zusätzliche Komplikation, davon in 53% zusätzlich
Gerinnungsstörungen (54).

Das Problem bei den meisten geriatrischen Patienten liegt in
der Früherkennung -Melaena meist erst nach 8-12 Stunden- und
in der Verhütung. Pulsfrequenzanstieg und Blutdruckabfall

sind trotz z.B. kardiovaskulärer Notsituation beim Alterspatienten nicht immer primär auf ein drohendes Herzversagen zurückzuführen. Es muß differentialdiagnostisch an eine Hypovolämie infolge akuter gastrointestinaler Blutung gedacht werden (Hämatokrit, zentraler Venendruck!).

Diagnostische Sicherheit gibt der direkte Blutungsnachweis mittels Fiberendoskopie. In unserer Klinik wurden bisher mehr als 40 Notfallendoskopien bei über 60jährigen Patienten ohne wesentliche Komplikationen durchgeführt (29).

In der Regel ist bei den geriatrischen Intensivpatienten zunächst nur die konservative Therapie der Blutung angezeigt mit Schockbekämpfung und stündlicher Gabe von Antacida über eine Magensonde bei ständiger Kontrolle der Serumelektrolyte und Gerinnungswerte. Lokale Hämostyptika sind ohne Wert. Je nach Gerinnungsstatus werden hämotrope Hämostypticaparenteral appliziert.

Häufigste Blutungsursache sind multiple Erosionen mit 20-22% (27,43,49). Die hämorrhagischen Erosionen sollen eine höhere Mortalität haben als akute Ulcera (33); es wird bei operierten und nicht operierten über 60jährigen Patienten mit massiven gastrointestinalen Blutungen eine Gesamtletalität von 57 - 59% angegeben (28). HALMAGYI fand bei Patienten, bei denen die Blutung die Komplikation einer anderen Erkrankungen darstellte, sogar eine Letalität von 80% (21a).

Wegen der engen Verknüpfung von Atmung und Kreislauf und wegen des gehäuften Auftretens von Ateminsuffizienz beim alten Menschen ist es ein Ziel der Intensivmedizin des Alterspatienten, eine latente oder manifeste Ateminsuffizienz optimal zu bekämpfen. Lokale Gabe von Broncho-, Sekreto- und Mukolytica sowie Netzmitteln und evtl. Antihistaminica mittels Aerosoltherapie kann in Kombination mit intermittierender Überdruckbeatmung lebensbedrohliche respiratorische Insuffizienz vermeiden helfen (5). Diese Kombination bewirkt Befeuchtung der Lungen, Steigerung der alveolären Ventilation, mechanische Bronchusdilatation, Korrektur von Verteilungsstörungen, Steigerung der O_2-Zufuhr und Minderung der Atemarbeit (5,50). Lokale Reizerscheinungen während der Aerosolinhalation sind häufig durch zu starke Konzentration des Medikaments bewirkt. Eine strenge Indikation stellen wir in Ausnahmefällen zur Ultraschallaerosoltherapie (12) mit Oberflächenantibiotica vom schwer resorbierbaren (Gentamycin, Neomycin, Bacitracin) und resorbierbaren Typ (Tetracyclin, Thiamphenicol, Chloramphenicol). Die Gefahr allergischer Reaktionen ist wesentlich größer als bei peroraler und parenteraler Applikation. Auch ist an die Gefahr des Pilzwachstums bei sehr geschwächten Alterspatienten zu denken. Grundsätzlich geben wir jedem geriatrischen Patienten auf der Intensivstation parenteral ein Antibioticum, da häufig Lungenstauung, Lungenödem, chronische Bronchitis, Asthma, Bronchopneumonie ineinanderfließen, ein Infekt sich explosionsartig ausbreiten und akut zum bedrohlichen hyperkapnischen Koma führen kann.

Entwickelt sich eine hochgradige Hyperkapnie mit p_aCO_2 über 70 mm Hg mit Absinken des Blut-pH auf weniger als 7,2, kommt es zu Somnolenz und zunehmender körperlicher Erschöpfung sowie zu

verstärkter Rechtsherzinsuffizienz, dann entschließen wir uns
auch beim Alterspatienten nach Abwägen aller Risiken zur Tracheotomie, besonders, wenn solch eine schwere Hypoventilation aus
massiver Sekretverhaltung resultiert. Neben optimaler Bronchi-
altoilette besteht dann die Aussicht, durch zusätzliche Respi-
ratorbehandlung die akute respiratorische Globalinsuffizienz
zu überbrücken.
Ein Problem kann beim Alterspatienten die Entwöhnung vom Beat-
mungsgerät sein, da er häufig aufgrund chronisch-obstruktiven
Bronchialsyndroms mit einer kompensierten respiratorischen Acidose lebt und an Hypoxie gewöhnt ist. Kurzfristige und inter-
mittierende künstliche Beatmung ist anzustreben, womit auch
einer Inaktivitätsatrophie der Atemmuskulatur vorgebeugt wird.
Regelmäßiger Lagewechsel und frühzeitige Atemgymnastik sind
erforderlich. Der Carbonanhydrasehemmer Diamox kann zusätzlich
versucht werden, jedoch sollten ein ausreichender Basenüberschuß
(BÜ mehr als 5, Standardbicarbonat über 25 mval) und alkalisches
pH vorliegen. Günstig können sich Micoren-Infusionen erweisen.

Der Anstieg der Infarktletalität im Alter beruht auf dem gehäuften Auftreten akuter <u>Herzinsuffizienz</u> und akuter <u>Rhythmus-
störungen</u> (<u>61</u>). Bei der Therapie des akuten Herzversagens sollten im Alter beachtet werden:

1. Abrupte Senkung einer Hypertonie kann eine cerebrale Ischämie
auslösen, da bei chronisch erhöhtem Gefäßwiderstand die cerebrale Zirkulation bereits unter die Norm absinkt, wenn der ar-
terielle Mitteldruck unter 120 mm Hg fällt (<u>4</u>).
2. Der unblutige ist dem blutigen Aderlaß vorzuziehen; das zu-
rückgehaltene Volumen kann jederzeit autotransfundiert werden.
3. Besonders bei Hypertonie sollten Osmodiuretica wie Mannitol,
wegen des starken initialen Expandereffektes nicht appliziert
werden.
3. Strophanthin ist wegen schneller Situationsanpassung das
Mittel der Wahl.
5. Massive medikamentöse Entwässerung kann infolge abrupter
Verschiebung im Wasser- und Elektrolythaushalt beim Alterspatienten gefährlich sein: In der hydrämischen Phase durch zusätzliche Volumenbelastung, in der anhydrämischen Phase durch
Thrombenbildung (<u>20</u>).

Wir digitalisieren jeden geriatrischen Intensivpatienten grundsätzlich wegen der drohenden altersbedingten Belastungsinsuffi-
zienz. Bei 10% mit <u>Glykosiden</u> behandelten Alterspatienten wird
mit <u>Intoxikation</u>serscheinungen gerechnet (<u>53</u>). Eine relative
Glykosidüberdosierung resultiert aus der altersbedingten Leistungseinschränkung der Nieren mit Minderung des Glomerulum-
filtrates bei gleichzeitiger Abnahme der Glomerulazahl (<u>10</u>).
Die verringerte Glykosidelimination fördert zusammen mit bei
alten Patienten häufig vorkommenden Erkrankungen mit Kaliumver-
lust (Diabetes, Leberschäden, tubuläre Nierenschädigung, Leber-
stauung bei Herzinsuffizienz (<u>44</u>), Laxantienabusus, Saluretica-
und Steroidtherapie) das Auftreten gefährlicher Arhythmien.

Etwa 70% aller <u>paroxysmalen atrialen Tachykardien mit Block</u>
(Abb. 3) sind digitalisinduziert (<u>47</u>). Die Letalitätsquote soll
selbst bei richtiger Behandlung bei 35% liegen (<u>14</u>). Das zeigt,
wie wichtig es gerade bei Alterspatienten ist, diese akute
Rhythmusstörung richtig zu deuten.Ist sie nicht digitalisindu-

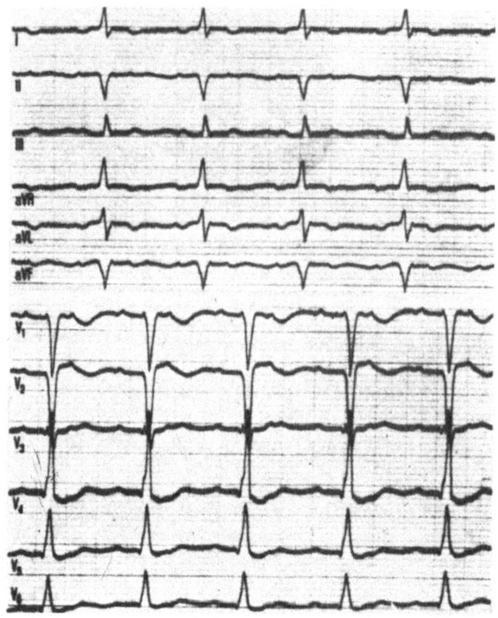

Abb. 3. Digitalisinduzierte paroxysmale atriale Tachykardie mit
2:1 Block bei 65-jährigem Patienten

ziert, muß Digitalis weiter zugeführt werden, umgekehrt wäre
Digitalis tödlich! Zur Differenzierung können der Carotisdruck-
versuch und evtl. Atropin herangezogen werden. Im Zweifelsfall
ist es besser, zunächst eine Therapie wie bei Digitalisintoxikation einzuleiten (Tabelle 4). Vielleicht bietet sich mit der
oralen Applikation des Anionenaustauschers Cholestyramin ein
zusätzliches Therapieprinzip an (56).

Der Einsatz von ß-Sympatholytika sollte bei über 70-jährigen
wegen der negativ ino- und dromotropen Wirkung nur vorsichtig
bei gleichzeitiger Digitalisierung erfolgen.

Die Schrittmachertherapie ist eine Domäne geriatrischer Behandlung geworden (Abb. 4).
Adams-Stokes'sche Anfälle sind eine absolute Indikation. Bei
Patienten über 75 Jahren in schlechtem Zustand kann bei Brady-
kardie um 40-50/min mit konstantem totalem a.v.-Block eine Fre-
quenzsteigerung mit Alupent versucht werden, erfolgreich aber
nur in etwa 50% (7).

Beim intermittierenden totalen a.v.-Block sollte die erste Syn-
kope die Schrittmacherimplantation veranlassen. Trotz Pharmakotherapie kann bei jedem Neueinsetzen des Blocks in der präauto-
matischen Phase ein synkopaler Anfall eintreten (39). Bei brady-
karder Herzinsuffizienz legen wir zunächst eine temporäre trans-
venöse Schrittmacherelektrode mit äußerem Impulsgeber ein, um
den Erfolg zu beurteilen.

Tabelle 4.Therapie der Digitalis-Intoxikation (nach L.RESNEKOV)

Therapie	Bemerkungen
ABSETZEN VON DIGITALIS	obligatorisch

KALIUM
per os 40-80mval K^+/Tag
i.v. 40 mval K^+/2-stündl.
	EKG-Überwachung
	Kontraindikationen:
	  (i) Hyperkaliämie
	  (ii) Niereninsuffizienz
	(iii) av-Block
	  (außer hypokaliämischem)

PROCAINAMID i.v. 50 mg/4 min. bis zu einer Gesamtdosis von 1g per os 0,5-1,0 g/4-6 stdl.	Überwachung (i) art. Blutdruck (ii) EKG-QRS Erweiterung
LIDOCAIN i.v. 50-100 mg i.v. Infusion von 1-2-(4) mg/min.	EKG-Überwachung
DIPHENYLHYDANTOIN i.v. 50-100 mg	Überwachung (i) EKG (ii) art. Blutdruck

CHINIDIN
 i.v. 300 mg über 15 Min.
 per os 300 mg/4-6 Stdl.
	Überwachung (i) EKG-QRS Erweiterung
	        av Überleitung
	        (ii) art. Blutdruck

SODIUM EDTA-CHELATION i.v. 10-20 mg/kg/5 min.	wirksam gegen ventrikuläre Arrhythmi- en und toxische Überleitungsstörungen Iatrogene Hyperkaliämie (Unterbre- chung der Kaliumgabe) Gastrointestinale Symptome,lokale Ef- fekte,Hypotonie,nicht bei herabgesetz- ter Nierenfunktion

BETA-ADRENERGISCHE BLOK-
KADE
 i.v.Propranolol 5-10 mg
bis zu einer Gesamtdosis
von 0,3 mg/kg
 	
 i.v. Dextro-alprenolol
   0,3 mg/kg
 i.v. Dextro-propranolol
   0,3 mg/kg
 i.v. Practolol 0,2 mg/kg
	Überwachung (i) EKG
	        (ii) art. Blutdruck
	gegen supraventrikuläre und ventriku-
	läre toxische Arrhythmien,
	Steigerung des Grades von av-Block

CARDIOVERSION
5 Joule, steigend 5-10
Joule
schrittweise
	Nur als eine ultima ratio in lebens-
	bedrohlicher Situation.
	
	Der Schock erfolgt immer unter:
	  Lidocain 50-100 mg i.v.
	  oder Procainamid 100 mg i.v.
	  oder Dyphenylhydantoin 100 mg i.v.
	  Überwachung (i) EKG
	        (ii) art. Blutdruck
	  während und nach der Therapie

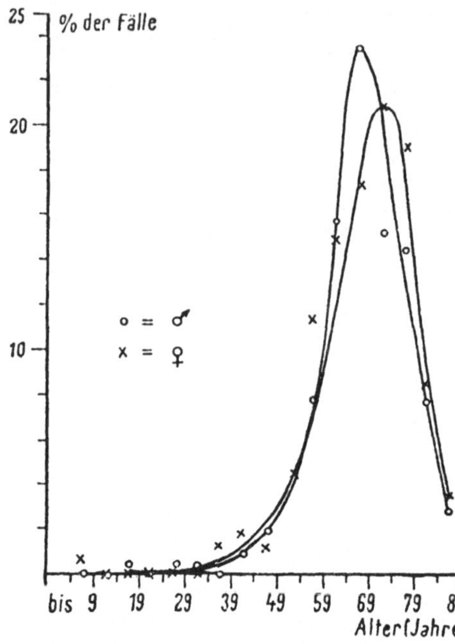

Abb.4. Altersverteilung der Schrittmacherpatienten.Das Maximum der Einbauhäufigkeit liegt bei 65-70 Jahren (nach H. SCHIEFFER et al.)

Herzleistung und körperliches Wohlbefinden bessern sich meist schnell. Der Arbeitsherzindex ist durchschnittlich um 20% höher (1,39), zusätzliche Digitalisierung soll die Hämodynamik bis 40% bessern (38). DITTRICH konnte aus einem Kollektiv von 158 Schrittmacherpatienten eine Sterberate von 15,2% in 5 Jahren errechnen, während die Sterberate der normalen Bevölkerung im gleichen Zeitraum rund 26% betrug (Abb. 5) (13).Etwa 5-9% aller frischen Herzinfarkte (36) führen zum totalen a.v.-Block, etwa 5% dieser a.v.-Blockierungen persistieren (51). Die Letalität dieser Komplikation soll mehr als 50% betragen. Hierzu wird über günstige Erfahrungen mit der transvenösen temporären Schrittmachertherapie besonders bei zusätzlich drohendem Schock berichtet (36,42). Die hohe Sterblichkeit des durch a.v.-Block komplizierten Myokardinfarktes beruht bei den Alterspatienten darauf, daß zu der gestörten myokardialen Kontraktion zusätzlich durch den Block eine Verminderung des Herzminutenvolumens kommt. Dadurch tritt eine Minderung der cerebralen Durchblutung auf und als weitere Folge eine Verschlechterung der Kreislaufsituation mit Übergang in den Schock (59).

Besonders wichtig ist die Bekämpfung der Acidose, da sie die beim infarzierten Altersherzen bestehende Neigung zu Arrhythmien fördert.

Die Indikation von Fibrinolyse und Antikoagulation erfolgt weniger nach dem numerischen als nach dem biologischen Alter.Es gelten die üblichen Kontraindikationen, besonders Blutdruckwerte um 200/120 mm Hg. Im kardiogenen Schock setzen wir im Einzelfall auch beim 70-jährigen und älteren Patienten unter günstigen Voraussetzungen Streptokinase ein, da rechtzeitiger

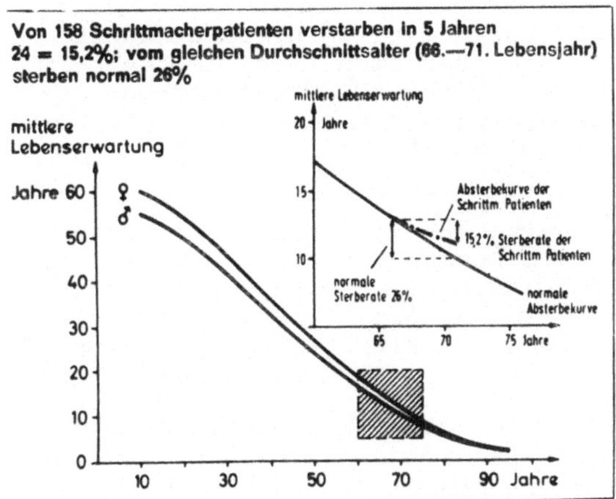

Abb. 5. Sterberate von 100 000 Menschen der normalen Bevölkerung mit eingezeichneter Sterbekurve der Schrittmacherpatienten bei einem Altersdurchschnitt von 66 Jahren durch einen Zeitraum von 5 Jahren (nach H. DITTRICH)

Einsatz die letale Sauerstoffschuld durchbrechen, die Minderdurchblutung der Peripherie infolge von Fibrinablagerungen und Plättchenaggregation aufgehoben und der Schockzustand reversibel gemacht werden kann (30,40). Auch mit dem Einsatz von Heparin sind wir beim Alterspatienten mit drohendem kardiogenen Schock eher großzügig, da Heparin neben der Antithrombinwirkung die reaktive Fibrinolyse fördern soll (46). Bei schweren Intoxikationen kann beim Alterspatienten - falls Hämodialyse nicht möglich ist - die Kombination von forcierter Diurese und Peritonealdialyse nützlich sein (8).

Der stärkste Zuwachs diabetischer Neuerkrankungen liegt zwischen dem 50. und 71. Lebensjahr (Abb. 6.) (45).

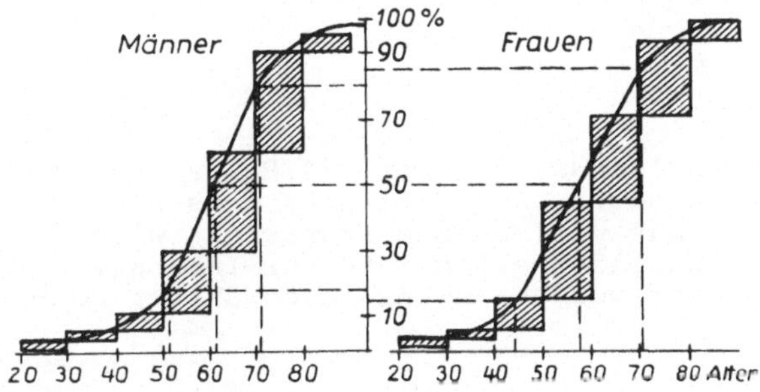

Abb. 6. Zuwachsrate diabetischer Neuerkrankungen pro Dezennium. Der stärkste Zuwachs liegt zwischen dem 50. und 71. Lebensjahr. (Nach PILZ, LINDNER u. SCHUBERT)

In 4 -5% aller über 60-jährigen muß mit einem nicht erkannten
Diabetes mellitus gerechnet werden, der sich nicht selten beim
Alterspatienten als hyperosmolares nicht acidotisches Koma erst-
manifestiert. Die Therapie ist häufig durch altersbedingte Be-
gleitkrankheiten erschwert, die Letalität soll über 50% liegen
(34,58).

Die Prognose des akuten Nierenversagens ist beim geriatrischen
Patienten zusätzlich abhängig vom Ausmaß sekundärer Infektionen.
Die Häufigkeit septischer Infektionen nimmt mit der Höhe der
Azotämie zu (15), außerdem ist etwa ab dem 60. Lebensjahr die
Immunabwehr gegenüber bakteriellen und viralen Erregern abge-
schwächt (48).

Zusätzlich ist die gefäßsklerotisch veränderte Altersniere gegenüber Schocksituationen besonders störanfällig. Die frühzeitige Diagnose einer septischen Infektion ist manchmal dadurch
erschwert, daß beim Alterspatienten Temperatur- und Leukozyten-
anstieg gering ausfallen oder fehlen, hochgradige Azotämie
senkt ihrerseits die Temperatur (15). Daraus folgt, daß beim
geriatrischen Intensivpatienten besonders im Zustand der Azotämie antiseptische Pflegebedingungen soweit nur möglich ange-
strebt werden sollten. Die Pharmakologie im höheren Lebensalter ist charakterisiert durch veränderte Reaktionsweisen, wie
Paradoxreaktionen zeigen. 70-79-jährige Patienten sollen 7mal
häufiger mit Nebenwirkungen auf Pharmaka reagieren als eine
Vergleichsgruppe 20-21-jähriger (25). Die Polypathie des alten
Patienten macht eine Therapie mit Medikamenten unterschiedlich-
ster Wirkung erforderlich, entsprechend muß mit Kombinations-
effekten gerechnet werden (26). Die medikamentöse Intensivtherapie überschreitet häufig die üblichen Dosisangaben und bedarf beim Alterspatienten in Auswahl und Dosierung besonderer
Kritik. Erinnert sei hier an Opiate und Morphinderivate, an
Hypnotica und Psychopharmaca, an Antihypertensiva und Kardiaca!

Die Darstellung der vielfältigen Möglichkeiten interner Intensivmedizin im Alter kann im Rahmen dieser Ausführung nur lük-
kenhaft sein.

Es sollte gezeigt werden, daß sinnvolle Maximaltherapie zum
Wohle des Patienten viele Ansatzmöglichkeiten hat, auch noch
in der Altersmedizin.

Zusammenfassung

1971 wurden auf der internen Intensivstation 334 Patienten im
Alter von 60 - 89 Jahren behandelt. Die Letalität dieser Alterspatienten betrug 27,8%. Das vorliegende Krankengut wird
analysiert. Therapeutische Besonderheiten interner Intensivmedizin im höheren Lebensalter werden anhand ausgewählter Notsituationen dargestellt.

Summary

In 1971 334 patients aged between 60 and 89 years were treated
in the intensive care unit at the Erlangen University Hospital
Mortality among these patients amounted to 27,8%. Data on these

cases are analysized. Special features of intensive care in
geriatric patients are demonstrated on the basis of selected
emergency.

Literatur

1. ADOLPH, R.J.: Paradox of the permanent pacemaker. Circulation 34, 41 (1966).
2. BACHMANN, K., DEMLING, L.: Intensivpflege. Schriftenreihe
   der Bayr. Landesärztekammer Band 12, 53 (1967).
3. BACHMANN, K.: Der akute Myokardinfarkt. FdM 17, 653 (1972).
4. BERNSMEIER, A., DRUBE, H.Chr.: Organschäden und Funktions-
   störungen im höheren Lebensalter. Münch.Med.Wschr. 15,
   801 (1966).
5. BÖHLAU, V., BÖHLAU, E.: Fibel der Inhalationsbehandlung mit
   Aerosolen. Urban-Schwarzenberg,München-Berlin-Wien 1971.
6. BOLT, W.: Cor pulmonale. In: Klinik der Lungenkrankheiten.
   Schattauer, Stuttgart 1964.
7. BORNHOFEN,E.: Herz und Kreislauf des alternden Menschen.
   Fortschr.Med. 1972 (im Druck).
8. BÜNGER, P.: Periotonealdialyse und Vergiftungen. In: Suppl.
   Zeitschr. Wiederbelebung-Organersatz-Intensivmed. Bd.
   II, 116 (1971).
9. BURKART, F.: Indikationen und Komplikationen bei der Behandlung mit elektrischem Schrittmacher. Schw.med.Wschr.
   102, 389 (1972).
10. DAVIS, D.F., SHOCK, N.W.: Zit. nach 7): act.geront. 1, 8
    (1971).
11. DEMLING, L.: Der kranke Magen. Urban und Schwarzenberg,
    München-Berlin-Wien 1970.
12. DENNIG,H.: Entzündliche Erkrankungen des Respirationstrak-
    tes im Alter. In: Handbuch der prakt. Geriatrie, Bd.II,
    S. 98, F.Enke, Stuttgart 1965.
13. DITTRICH, H.: Derzeitiger Stand der Herzschrittmacherbe-
    handlung. Fortschr.Med. 22/23, 885 (1970).
14. DREIFUS, L.S., McKNIGHT,S., KATZ, M., LIKOFF, W.: Digitalis-
    intolerance. Geriatrics 18, 494 (1963).
15. EDEL, H.H.: Klinik der Schockniere. In: Suppl. Zeitschr.
    Wiederbelebung-Organersatz-Intensivmedizin II, 71 (1971)
16. EFFERT, S.: Digitalüberdosierung. In: Bd. 56 Anaesthesiolo-
    gie und Wiederbelebung 218 (1972).
17. ERBSLÖH, F., ROMPEL, K., STERZING, A.: Magendarmblutungen
    bei akuten zerebralnervösen Erkrankungen. In: Suppl.
    Zeitschr. Wiederbelebg.-Organersatz-Intensivmed. I,229
    (1971).
18. FRIEDMANN, M.: Häufigkeit, Resultate und periodische Kon-
    trollen implantierter Schrittmacher.Schw.med.Wschr. 102,
    392 (1972).
19. GEISLER, L.S., ROST, H.D.: Hyperkapnie.Georg Thieme, Stutt-
    gart 1972.
20. GILLMANN, H.: Bewertung und Behandlung der kardialen Stö-
    rungen älterer Menschen. Internist 4, 164 (1962).
21. HAUSS, W.H., JUNGE-HÜLSING, G.: Hochdruck und Herzinfarkt
    im Alter. Geriatrie, Georg Thieme, Stuttgart 1966.
21a,HALMAGYI, A.F.: A critical review of 425 patients with
    upper gastrointestinal hemorrhage.Surg.gynec.obstet.
    130, 419 (1970) zit. nach 28).

22. HEIM, F.: Pharmakologische Grundlagen der Behandlung des
        Altersherzens. Veröffentl.dt.Ges.Geront. Bad. 4, 132
        (1970).
23. HEINRICH, F.: Die Therapie der Herzrhytmusstörungen.Münch.
        med.Wschr. 34, 1463 (1972).
24. HÖRING, F.O.: Alter und Infektionsbereitschaft. In:Hand-
        buch prakt. Geriatrie I, S.341.F.Enke, Stuttgart 1965.
25. HÜRWITZ, N.: Brit.med. J.1969/I, 536, zit. nach 26).
26. KANOWSKI, S.: Die Behandlung von geriatrischen Patienten
        mit Schmerzmitteln, Schlafmitteln, Psychopharmaka und
        Geriatrika. Internist 13, 187 (1972).
27. KATZ, D., SIEGEL, H.I.: Erosive gastritis and acute gastro-
        intestinal mucosal lesions. In: Progress in gastroentero-
        logy, Vol. I, New York-London 1968, zit. nach 31).
28. KASPAR, F.: Behandlungsergebnisse bei massiver gastroduode-
        naler Blutung. Med. Klin. 14, 487 (1972).
29. KOCH, H.: persönl. Mitteilung, Juli 1972.
30. LASCH, H.G.,RIECKER, G.: Intensivtherapie beim Schock. In-
        ternist 10, 234 (1969).
31. LÜDINGHAUSEN, M.v., EDER,M.: Gastrointestinale Blutungen
        im Obduktionsgut. Münch.med.Wschr. 23, 1111 (1972).
32. MARTIN, W., SAEGLER, J.:Therapie der Digitalisintoxikation.
        In: Suppl. Zeitschr. Wiederbelebg.-Organersatz-Inten-
        sivtherapie I, 286 (1971).
33. MASTINOLI, E-. GANTNER, J.: Die haemorrhagischen Erosionen
        von Magen und Duodenum im Vergleich mit den akuten und
        chron.Ulcera in einem Sektionsgut von 11352 Erwachsenen
        Schw.med.Wschr. 100, 37 (1970).
34. MATTHES, K.J., SCHULTIS, K.: Therapie des Diabetes mellitus.
        III. Behandlung der Comazustände.Med.Welt 34, 1835
        (1969).
35. MEARS, F.B.: Autopsy survey of peptic ulcer associated with
        other diseases. Surgery 34, 640 (1953).
36. MICHEL, D., ZIMMERMANN, W., ALBER, Ch., EIGLER, E., TEUBNER,
        W.: Die Schrittmachertherapie der akuten a.v.-Blockie-
        rung bei frischem Myokardinfarkt. Münch.med.Wschr. 51,
        1717 (1971).
37. MIKAT, B., SCHOONMAKER-PETERS, H.: Die Sterblichkeit des
        alten Menschen. In: Veröffentl.Dt.Gesellschaft Geront.
        Bd. 1, 111 (1968), Steinkopff, Darmstadt.
38. MÖSSLACHER, H.: Fragen der Langzeitnachsorge nach Schritt-
        machern. Wiener Zschr. Inn. Med. 48, 105 (1967), zit.
        nach 13).
39. NAGER, F.: Zur Schrittmachertherapie. Schw.med.Wschr.102,
        396 (1972).
40. NEUHOF, H., LASCH, H.G.: Die periphere Durchblutung im
        Schock. Zeitschr. Wiederbelbg.-Organersatz-Intensivmed.
        Bd. 7,2 114 (1970).
41. NÖCKER, J., HARTLEB, O.: Prophylaxe und Therapie der laten-
        ten und manifesten Herzinsuffizienz im Alter. In: Ver-
        öff.Dt.Ges.Geront. Bd. 1, 40 (1968).
42. NORRIS, R.M.: Arrhytmias in acute myocardial infarction.In:
        Cardiac arrhytmias. Symposion Elsinore 1970, 734.
43. OTTENJANN, R.: Endoskopie bei akuter gastrointestinaler
        Blutung. In: Suppl.Zeitschr.Wiederbelebg.-Organersatz-
        Intensivmed. I, 215 (1971).
44. PENDEL, F.: Myocardstoffwechsel und Herztherapie. Georg
        Thieme, Stuttgart 1954.

45. PILZ, W., LINDNER, O., SCHUBERT, R.: Diabetes-Entgleisung
    in verschiedenem Lebensalter. In: Aktuelle Probleme
    der Geriatrie. Veröff.Dt.Ges.Geront. Bd. 3, 70 (1970).
46. POPOV-CENIC, S., DOHMEN M., BAYMANN, E.: Reaktive Fibrino-
    lyse und Heparinbehandlung. Med.Welt 7, 221 (1972).
47. RENEKOV, L.: Prevalence, diagnosis and treatment of digita-
    lis-induced dysrhytmias. In: Cardiac arrhythmias.Sym-
    posium Elsinore 587, 1970.
48. RICKEN, D.: Humorale und zelluläre Immunität im höheren
    Lebensalter. Med. Welt 21, 793 (1972).
49. RÖSCH, W.: Diagnose und klinische Bedeutung der Magenero-
    sionen. Deut.med.Wschr. 28, 1491 (1970).
50. ROSSIER, P.H., BÜHLMANN, A., WIESINGER, K.: Physiologie
    und Pathophysiologie der Atmung. 2. Aufl., Springer
    Berlin-Göttingen-Heidelberg 1958.
51. SCHEPPOKAT, K.D., RODEWALD, G., SABOROWSKI, F., WESTER-
    MANN, K.W.: Die schweren bradykarden Störungen. Inter-
    nist 7 (1968).
52. SCHIEFFER, H., BETTE, L., DOENECKE, P., HARBAUER, G., HEINZ,
    H., HOFFMANN, W., HOFFMANN, K., HOFMEIER, G., KLEIN,
    Chr., MANNEBACH, H., RETTIG, G., STEEB, H.: Erfahrungen
    mit intracardialen Schrittmachern.Münch.med.Wschr. 51,
    1712 (1971).
53. SCHNEIDER, K.W., WOLLHEIM, E.: Spezielle Diagnostik u. The-
    rapie bei kardialen Erkrankungen im Alter. Therapiewo-
    che 42, 2022 (1969).
54. SCHÖNBORN, H., BRODERSEN, Ch., SCHUSTER, H.P., MUSSGNUG,
    U.: Intestinale Blutungen bei Patienten einer inter-
    nistischen Intensivpflegestation und ihre Behandlung.
    In: Der Notfall. Gastrointestinalblutung. Symposium
    Wuppertal 1970. Georg Thieme, Stuttgart 1971.
55. SCHOTT, A.:Some reasons why doctors fail to recognize digi-
    talis-induced arrhythmias. In: Cardiac arrhythmias.
    Symposiom Elsinore 1970.
56. STROHMEYER, G.: Der enterohepatische Kreislauf von Digi-
    toxin. Internist 13, 344 (1972).
57. SYKOSCH, J., BÜCHNER, M., EFFERT, S.: Sechs Jahre Schritt-
    machertherapie.
58. TRAUMANN, U.J.: Das Coma diabeticum. In: Praktische Diabe-
    tologie Banaschewski, München-Gräfelfing 1969.
59. UMBACH, W.: Zentrale Faktoren bei der Schockauslösung.Med.
    Welt 29/30 1171 (1971).
60. VOLLES, E., PRILL, A.: Die zerebrale Symptomatik bei hy-
    perosmolarem Syndrom. In: Suppl. Zeitschr. Wiederbe-
    lebungs-Organersatz-Intensivmedizin, Bd.II, 157 (1971).
61. WOLLHEIM, E.: Koronarerkrankungen im Alter: In: Veröff.Dt.
    Ges. Geront. Bd. 1, 29 (1968).

Intensivtherapie im Alter aus anaesthesiologischer Sicht

A. Lewandowski

Die ärztlichen Berufspflichten des Anaesthesiologen lagen früher ausschließlich in den Grenzen der Schmerztilgung. Die Anaesthesiologie von heute ist jedoch weit über diese Grenzen des
Operationssaales fortgeschritten und präsentiert z.Z. in ihrem
Fachbereich einen weitspurigen Durchschnitt der medizinischen
Wissenschaft, dies ganz besonders auf dem Gebiet der: Physio-
pathologie, vor allem im Bereiche des Kreislauf- und Respirationssystems der Kardiologie, Pulmonologie und Toxikologie.

Während seiner täglichen Beschäftigung in dem Operationssaal
erwirbt der Anaethesiologe höchste, praktische Geläufigkeit
in Beurteilung und Bekämpfung der Atmungs- und Kreislaufstörungen sowie der Behandlung Bewußtloser, der Prophylaxe und
Therapie iatrogener Komplikationen und nicht minder in Gebrauch
und Bedienung der in Frage kommenden anaesthesiologischen, elek-
tronischen und respiratorischen Apparatur.

Die ganz besondere Spezifität in der täglichen Berufsausübung
der Anaesthesiologen beruht: auf der Notwendigkeit schnellster
Entscheidung und Beurteilung der vorherrschenden Situation und
der Auswahl adäquater Handlungsweisen.

Ein jeder Facharzt für Anaesthesiologie vermag all 'diese erworbenen Fachkenntnisse auch außerhalb des Operationssaales
auszunützen, und zwar in der Intensivtherapie Schwerkranker,
sobald Atmung und Kreislauf des Patienten bedroht erscheinen
und herkömmliche therapeutische Eingriffe nutzlos sind.

Der oben angeführte Wirkungskreis des Anaesthesiologen betrifft
nicht nur Krankenhausinsassen aus den chirurgischen und nicht
chirurgischen Abteilungen, sondern auch Kranke außerhalb des
Hospitals, im Rahmen der Nothilfe (Abb. 1).

Die Reanimationstätigkeit und Intensivtherapie betrifft in ho-
hem Prozentsatz Patienten in höherem Lebensalter. Es muß jedoch
a priori bemerkt werden, daß es recht schwerfallen dürfte, eine
genaue Grenze zwischen dem Alter der vollen Lebensreife und der
gerontologischen Altersstufe der einzelnen Menschen zu ziehen.
Das Lebensalter von 60 bzw. 70 Jahren steht oftmals in keinem
direkten Zusammenhang mit dem biologischen Status des in Frage
kommenden Individuums. Das gerontologische Problem nimmt praktisch mit ausgesprochener Deutlichkeit seinen Anfang vom 65.
Lebensjahr in der operativen, reanimativen und in der Intensivtherapie.
Die Zahl der an älteren Menschen vorgenommenen operativen Eingriffe steigt in dem Zentralkrankenhaus der Polnischen Eisen-
bahn in Warszawa - Miedzylesie von Jahr zu Jahr an und machte
in der Zeit von 1961 bis 1971 bei Patienten oberhalb des 65.
Lebensjahres 12 % aus (Tabelle 1).

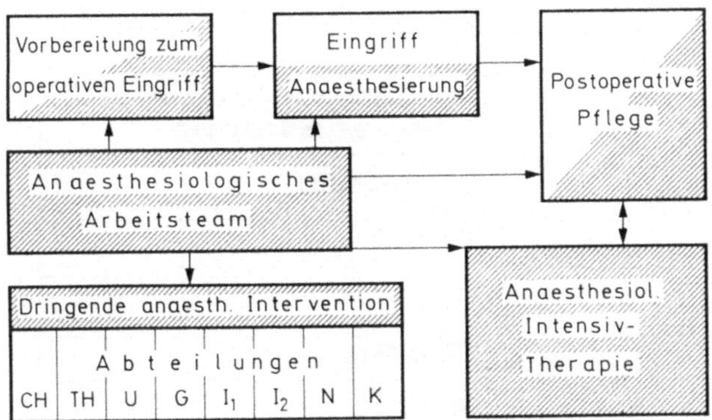

Abb.1. Aus dem anaesthesiologischen Wirkungsgebiet. Zentrales
Polnisches Eisenbahnkrankenhaus Warschau

Tabelle 1. Operative Eingriffe bei älteren Patienten/ 65 Jah-
ren/1961-71/

Alter	Fälle	Todesfälle
über 65 J	1152	6,5%
über 70 J	1082	10,4%
über 80 J	214	24,3%
über 90 J	12	33,3%
insgesamt	2460	9,9%

Bei den zu einem operativen Eingriff und somit zur anaesthesiologischen Schmerzstillung vorgesehenen Patienten über 65
Jahren konnten in einem hohen Prozentsatz verschiedene Krankheiten und gesundheitliche Noxen beobachtet werden, die oftmals negativ auf die Prognose bei den Patienten einwirken
(Tabelle 2). Meistens traten pathologische Veränderungen im
Bereiche des Respirationssystems auf. Weiterhin wurden in 47%
der Fälle Bronchitis, Emphysem, Bronchiektasie sowie broncho-
spastischer Status festgestellt. In 27% der Fälle kamen Störungen im Gasstoffwechsel vor, die zu einer Hypoxie und respiratorischen Acidose führten. Ebenso oft, d.h. in 34% der Fälle, wurden Abweichungen im Kreislaufsystem festgestellt (z.B.
Coronarerkrankungen, Zustand nach Herzinfarkt, Hypertonie,
sklerotische Gefäßveränderungen). Stoffwechselkrankheiten wie
Diabetes mellitus, Uraemie, Obesitas, Anaemie und Dystrophie
machten 32% der beobachteten Krankheitsfälle aus. Oben angeführte Krankheitszustände traten oftmals gleichzeitig und kon-
vergierend auf und erhöhten somit das Operationsrisiko. Jeder
operative Eingriff bei Menschen höheren Lebensalters erfordert:
Besondere Vorbereitung, optimal abgesicherte Anaesthesiologie
und höchst sorgsame postoperative Pflege.

Tabelle 2. Krankheitsbelastung vor Eingriffen bei älteren Patienten

	Zahl	10% 20% 30% 40% 50%
Emphysem - Bronchitis	1081	
Emph. - Bronch. - Dyspnoe	485	
M.Coronarius - Myokardinfarkt	331	
Hypertonie Art.-Sklerose	472	
Kachexia	429	
Diabetes - Urämie	86	
Obesitas	338	
Moribundus	110	
Ohne Krankheitsbelastung	256	

Die Vorbereitungsphase für die geplante Operation alter Menschen ist im allgemeinen von recht langer Dauer. Bei dringenden Eingriffen bemühen wir uns, die Operation selbst um wenige Stunden zu verzögern, um in dieser Zeitspanne intensive Vorbereitungsmaßnahmen und eine, noch vor der eigentlichen Operation einsetzende Intensivtherapie anzusetzen (Tabelle 3).

Tabelle 3. Operative Anaesthesiol. Intensivtherapie
/ 218 alte Patienten/

	Fälle
Venenkatheter, Blasenkatheter	alle
EKG-Monitor. Gasometrie /Astrup-Meth./	alle
Blut-,Elektrolyt-,H_2O-Ausgleich	alle
Aktivierung d. Atemtätigkeit Insuffl. O_2	alle
-Tracheo-Bronchiale Aspiration	84
-Verlängerte Intubation	62
-Künstliche Beatmung	94
Antiarhythmische Arzneimittel,Cardiaca Vera	72
Sedativa,Analgetica /NLA, Ketamin/	172
Hypothermie	28

Bei älteren Menschen werden fast alle geplanten Operationen einschließlich der dringenden Fälle mittels intratrachealer Intubationsnarkose durchgeführt, wozu Aethyläther-Halothan-Lachgas angewandt werden. Der Ergänzung dienen neuroleptanalge-

tische und neurodissoziierende Medikamente. Muskelerschlaffen-
de Mittel wenden wir in solchen Dosen an, daß sie zu einer vollständigen Tonusaufhebung führen. Zur Kontrolle der Atmung werden Respiratoren angewandt oder aber manuelle Beatmung vorgenommen. Das Aufwachen kommt in der Mehrzahl der Fälle schon
auf dem Operationstisch zustande. Bei sämtlichen Patienten, die
in höherem Lebensalter einer Operation unterzogen wurden, muß
die postoperative Zeitspanne als potentiell lebensbedrohender
Zustand angesehen werden. Patienten mit wiedererlangtem Bewußt-
sein und positiven Reflexen sowie gutem Allgemeinzustand werden
nach dem operativen Eingriff in die Krankenzimmer für postoperative Intensivaufsicht überführt. In Fällen schwerer intraope-
rativer oder postoperativer Komplikationen bzw. verlängerter
Aufwachzeit werden die Kranken auf der anaesthesiologischen Abteilung für Intensivtherapie untergebracht. Die neuzeitliche,
weitgehend atoxische Anaesthesie nebst bester Vorbereitung des
alternden Menschen zu dem chirurgischen Eingriff erlaubt es z.
Z. ohne Rücksicht auf Zeitdauer und Dringlichkeitsstufe oder
auf den normalen Operationsplan bei Schwerkranken die verschie-
denartigsten Operationen vorzunehmen (Tabelle 4).

Tabelle 4. Operationsdauer bei älteren Patienten

Art d. operativen Eingriffs	Operations-Dauer		Insgesamt
	<2 Std.	>2 Std.	
Thoraxchirurgie	20	65	85
Abdominale Chirurgie	693	611	1304
Urologie	705	176	881
Gynäkologie	134	56	190
Gesamt-Fälle	1552	908	2460
Todesfälle	5,4%	17,6%	9,9%

Der mehr oder weniger mit Komplikationen belastete Ablauf der
postoperativen Periode sowie der Prozentsatz der Sterblich-
keitsziffer sind bei alten Menschen ganz deutlich von Ort und
Zeitdauer des chirurgischen Eingriffs abhängig. Ca. 1 Std. andauernde Operationen weisen Todesziffern auf, die nur um ein
weniges den Prozentsatz des bei jungen Menschen in Frage kommenden Risikos übertreffen. Operative Eingriffe, die eine Zeitdauer von 2 Stunden überschreiten, ergeben jedoch schon ein
höheres Risiko, das den normalen Prozentsatz von 17% der Letalität überschreitet. Mehr als 5 Stunden andauernde Operationen
bei alten Menschen berechtigen zur Annahme eines postoperativen Überlebens von weniger als 30 % der Operierten (Abb. 2).
Im postoperativen Stadium steigt die Sterbeziffer bei alten
Menschen proportional zu ihren Lebensalterdekaden an. Als Todesursache in den ersten 10 postoperativen Tagen können hierbei angesehen werden:
1. Folgeerscheinungen der Grundkrankheit
2. Konsequenzen des chirurgischen Eingriffes selbst und auch
   der Anaesthesie.

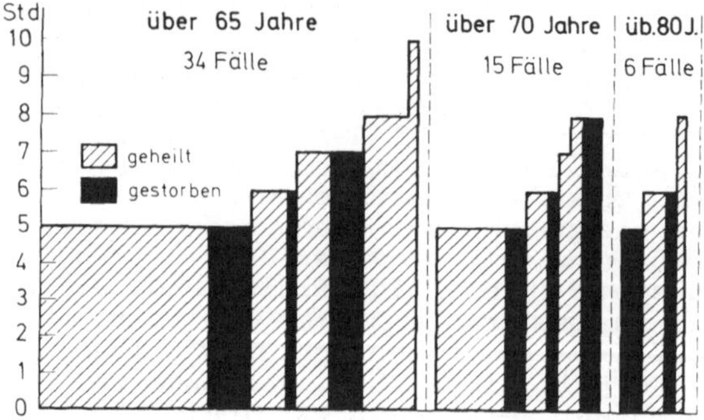

Abb. 2. Operations-Dauer: 5-10 Stunden

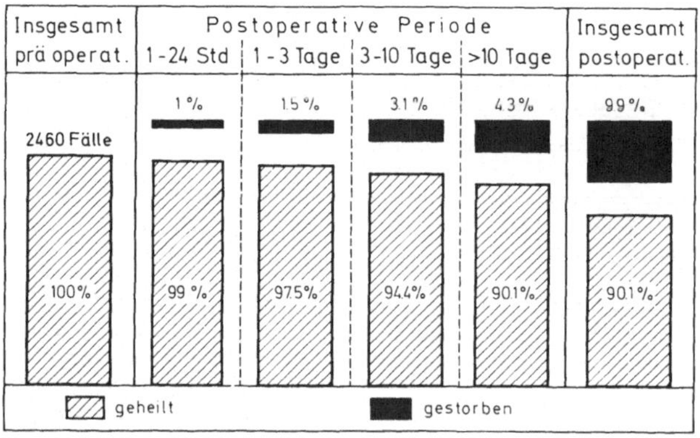

Abb. 3. Postoperativer Exitus bei älteren Patienten (>65 Jahre/1961-1971)

Zum späteren Zeitpunkt, das heißt jeweils des 10. Tages post operationem, beobachtete Todesfälle betreffen im allgemeinen chirurgische Probleme (Abb. 3).

Das nichtoperative Wirkungsgebiet unseres anaesthesiologischen Arbeitsteams umfaßt: Wiederbelebungsmaßnahmen, die auf allen Abteilungen des Krankenhauses ausgeführt werden, sowie eventuelle langzeitige Behandlung in der Abteilung der Intensivtherapie.

Eine sofortige Notintervention als lebensrettenden Eingriff führt der Diensthabende des anaesthesiologischen Teams aus, sobald er durch Notruf via Radiotelephon an das Bett des in Lebensgefahr befindlichen Kranken angefordert wird (Tabelle 5). Die am meisten in Frage kommenden Ursachen eines solchen Notrufes sind Atemstörungen bei Schwerkranken, Bewußtlosen bzw.

plötzlicher Ausfall der Kreislauf- oder Atemfunktionen sowie
Schockzustände verschiedener Ätiologie bei Alterspatienten.

Tabelle 5. Dringende Anaesthesologische Interventionen
/Dauer 1 - 6 Std.   /1963 - 71/

Kreislaufstillstand	Schwere Störung. d. Atemfunktion	Schock-Verschiedenart. Ätiologie
135 Fälle hierin 96 ält.Patienten	430 Fälle hierin 212 ält.Patienten	112 Fälle hierin 74 ält.Patienten
174 Reanimat. /Resp.-Circul./	623 Resp.- Wiederbelebung	116 Schock- Therapie

insgesamt 886 Intervent. von 677 Fällen hierin bei 382
älteren Patienten

Eine 1 bis 26 Tage andauernde Intensivtherapie wurde in unserem Krankenhaus bei 137 Patienten post operationem sowie bei
118 nicht operierten Kranken durchgeführt.
Die Mortalität bei angewandter Intensivtherapie alter Menschen
überwiegt recht deutlich die bei Patienten unterhalb des 65.
Lebensjahres beobachteten Mißerfolge. Dafür ist die Schwere
der Grundkrankheit, die im allgemeinen prognostisch ungünstig
ist, wie z.B. bei Hirninsulten, wiederholten Herzinfarkten,
oder aber die Konvergenz einer Vielzahl verschiedener chronischer Leiden, insbesondere im Bereich des Zirkulations- und
Respirationssystems verantwortlich zu machen (Tabelle 6).

Tabelle 6. Anaesthesiologische Intensivbehandlung/1-26 Tage

Diagnose	bei Patient.<65 J		Ält.Patient.>65 J	
	Zahl	Todesfälle in %	Zahl	Todesfälle in %
Intoxikation	330	2,2%	28	18%
Schw.Bronchopneumopath.	25	11%	41	51%
Schweres Trauma	22	14%	9	73%
Koma/Diabet.-Uräm./	9	26%	14	85%
Postreanimat. Syndrome	10	40%	9	89%
Andere Ursachen	65	6%	17	29%
Insgesamt	461	7%	118	49%

In ihrer eigentlichen Difinition kann die Intensivtherapie
als eine polypragmatische, symptomatologische Handlungsweise
angesehen werden, die in ihrer Endperspektive danach trachtet,

optimale Bedingungen zur Aufrechterhaltung der Funktion des
ZNS sowie anderer lebenswichtiger Organe zu schaffen. Die Intensivtherapie umfaßt: 1. Eine Sicherstellung normaler Gasdif-
fusion, 2. Bekämpfung von Kreislaufstörungen, 3. die Behebung
von Wasser-Elektrolyt- Eiweiß- und Blutmängelzuständen. Über-
windung von hypo- und hyperthermischen Zuständen, 5. die Be-
seitigung angehäufter ausscheidungspflichtiger Substanzen, 6.
Vorbeugung sekundärer Komplikationen, 7. beste Allgemeinpfle-
ge als höchst wichtiges Element in der Intensivtherapie.

Die wichtigste, elementare anaesthesiologische Funktion in der
Intensivtherapie ist für die gerontologischen Kranken die Sicherstellung des normalen Gasaustausches. Die Freihaltung der
Atemwege wird durch verlängerte intratracheale Intubation bzw.
seltener durch eine Tracheotomie sichergestellt. Weiterhin werden spastische und entzündliche Zustände des Bronchialsystems
mit Glukocorticosteroiden und ß-Receptoren stimulierenden Kate-
cholaminen bekämpft. Sekretprodukte werden unter optischer Kontrolle mit dem Bronchoskop oder mittels Katheter über die Tra-
chea entfernt. Vor dem Absaugen werden die sekretorischen Pro-
dukte medikamentös angefeuchtet und verflüssigt. Durch Applikation von Antibiotica werden prophylaktisch und therapeutisch
evtl. Infektionen des Respirationstraktes vorgebeugt. Mit Hilfe
von Respiratoren wird durch kontrollierte oder assistierte Beatmung die Ventilation bei den älteren Patienten aufrecht erhalten.

Ganz besonders schwierig ist bei den gerontologischen Kranken
in der Intensivtherapie das Problem der Prophylaxe und Therapie von Lungenatelektasen.

Außer der Sicherstellung einer vollständigen Freihaltung der
Atemwege und Bekämpfung bronchopulmonaler Infektionen wenden
wir folgende Maßnahmen an:
1. Lageveränderungen der Kranken (linke und rechte Seitenlage,
   Rückenlage, wenn möglich Bauchlage)
2. Lungendehnung sowie auch verschiedene physikalische Maßnahmen wie Beklopfen, Kneten oder auch akustische Massagen.

Intensivbehandlung bei alten Patienten (65 Jahre)

Diagnose	Eigen- atmung	Verlängerte Intubation	
		Eigenatmung oder assistierte Beatm.	Kontrollierte Beatmung
Intoxikationen	2 Fälle	4 Fälle	22 Fälle
Schwere Traum.	1 Fall	2 Fälle	6 Fälle
Bronchopneumo- pathie	3 Fälle	23 Fälle	15 Fälle
Cehirninsulte	---	12 Fälle	5 Fälle
Postoperat. Komplikationen	31 Fälle	64 Fälle	42 Fälle
Insgesamt	37 Fälle	105 Fälle	90 Fälle

Die beste Wirkung zeigt unserer Meinung nach die wechselsei-
tige und wechselweise ausgeführte Lungendehnung mit tiefem Ein-
atmen und nachfolgender Luftauspressung bei gleichzeitigem tiefem Ausatmen. Derartige Übungen werden - mit Hilfe von 2 Personen - alle halbe Stunden einige Minuten lang angewandt.

Die seit einigen Jahren in Warzawa eingesetzten Reanimations-
Rettungswagen haben es ermöglicht, reanimative Eingriffe am
Unfallort bzw. in der Wohnung des Erkrankten vorzunehmen (Ta-
belle 7).

Tabelle 7. Übersicht über das Krankengut im Reanimat.-Ambulanz
in Warszawa

Altersgruppen der Patienten	65-70	70-80	80	zusammen
Carebralvaskul. Prozesse Embol.-Thromb.-Apoplex	42	56	49	147
Emph.-Bronchitis-Asthma Stadium Resp. Insuff.	17	35	16	68
Myokardinfarkt Arrhythm.- Schock Mas - Syndrome	268	450	227	963
Schweres Trauma ZNS Thorax	59	88	39	186
Intoxikation: CO-Medikat.	73	73	31	177
Zusammen	477	702	362	1541

Das Reanimationsteam nimmt in Fällen akuter Lebensgefahr folgende initiale Maßnahmen vor:
Freimachen der Atemwege - intratracheale Intubation - Atmungs-
kontrolle - extrakardiale Herzmassage nebst elektrischer Defibrillation sowie Infusion verschiedener medikamentöser Flüssigkeiten. Diese Vorkehrungen ermöglichen den Abtransport des
Patienten in das Krankenhaus unter Aufrechterhaltung der eigenen oder Schaffung künstlicher Atmung.

Zur Zeit gilt bei uns als Grundregel, die reanimative Hilfsak-
tion in möglichst großem Ausmaße an Ort und Stelle des Unfalls
(der Erkrankung) durchzuführen - als initiale praehospitale
Intensivtherapie.

Die noch vor dem Abtransport des Kranken in das Hospital anbe-
raumte Intensivtherapie umfaßt z.B.:
Infusion blutergänzender Flüssigkeiten (Natr.Bicarbon., Tris-
puffer).
Infusion von Mannitol, Lasix etc., um späteren cerebralen oder
renalen Komplikationen vorzubeugen.

Applikation von Mitteln, die den Muskeltonus abschwächen
zwecks Erleichterung einer späteren Intubation und Herzmassage
sowie zwecks Aufhebens von Muskelverspannungen und Krampfzu-
ständen.
Applikation von Xylocain, Procainamid, Bretylium, Inderal
zwecks Unterstützung und Fixierung des Effektes der elektri-
schen Defibrillation. Anwendung von Mitteln, die die adrener-
gischen Receptoren anregen. Wir sind der Meinung, daß ein möglichst frühes Beginnen der Intensivtherapie größte Möglichkeiten bietet, um späteren Komplikationen von seiten des ZNS und
anderer Organsysteme vorzubeugen (Abb. 4).

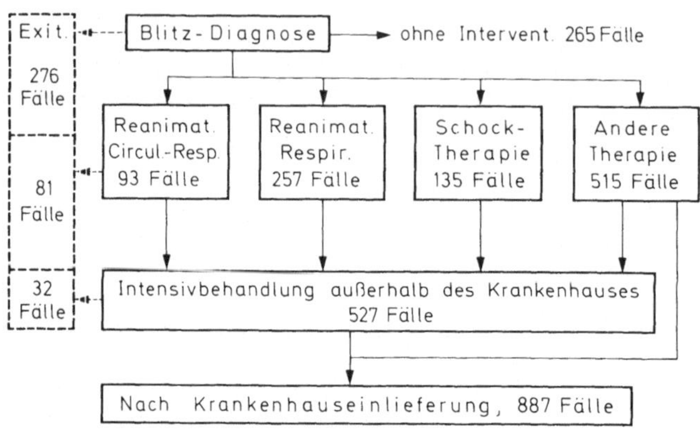

Abb. 4. Die Tätigkeit der Reanimations-Ambulanz bei 1544 älteren Patienten (>65 Jahre/1966-1971)

Mit diesen Ausführungen sollten in aller Kürze meine praktischen Beobachtungen über das Problem der Intensivtherapie bei
älteren Patienten über 65 Jahren in einem nicht klinischen,
allgemeinen Krankenhaus dargelegt werden, und zwar vom Stand-
punkt des Anaesthesiologen.

Hiermit kann in enger Zusammenarbeit mit verschiedenen anderen
Fachgebieten der medizinischen Wissenschaften, ein weiterer
Schritt zur Lebenserhaltung und Lebensverlängerung gemacht werden. Aber noch ist auf diesem Gebiet recht viel zu schaffen,
um den alten Patienten weitere Lebensjahre zu ermöglichen. Unsere ärztliche Pflicht stellt sich als Ziel, das menschliche
Leben um viele Jahre zu verlängern und während dieser zusätzlichen Jahre ein recht reges, mobiles, freudenreiches Leben zu
ermöglichen. Die ärztliche Tätigkeit bezüglich der Therapie älterer Personen war bisher in verschiedenen medizinischen Fachgebieten, dies auch auf dem Gebiete der operativen Eingriffe,
darauf eingestellt, daß ein höheres Lebensalter schon per se
et ipsum einen Krankheitszustand darstellt und somit als ein
eigentlich unheilbares Leiden eigener Art angesehen werden dürfte.

Diese Ansicht hat in letzter Zeit eine recht weitgehende Änderung erfahren, wofür aus dem anaesthesiologischen Fachbereich
sicher ein wesentlicher Anteil stammt.

G. Tempel, J. Eckart, A. Lorbach und H. Schaaf

Die Behandlung der Patienten extremer Altersklassen bringt auch
in der Anaesthesie und der operativen Intensivtherapie zahlreiche besondere Probleme mit sich (5,6,10,15,16,18,19,20,22,23,25,
28). Während die Neugeborenen- und Säuglingsperiode durch einen
bestimmten Zeitabschnitt eindeutig definiert sind, wird der Beginn des Greisenalters in zeitlicher Hinsicht unterschiedlich
festgesetzt (Tabelle 1). Die Festlegung auf ein bestimmtes Lebensalter zur Abgrenzung des Seniums muß zunächst willkürlich
erscheinen, da der biologische Alterungsprozeß des Individuums
keineswegs streng mit seinem tatsächlichen Lebensalter korre-
liert. In Übereinstimmung mit anderen Autoren sind wir der Meinung, daß man alle über 70jährigen als Alterspatienten bezeich-
nen kann (2,3,12,21,26).

In der Zeit vom 1.3.1969 bis 29.2.1972 wurden im Klinikum Steglitz der Freien Universität Berlin 26.828 Patienten im zentralen Operationsbereich behandelt (Tabelle 2). Im gleichen Zeitraum wurden 2.896 Kranke auf der operativen Intensivpflegesta-
tion aufgenommen; davon 2.529 unmittelbar postoperativ. Die
übrigen kamen aus anderen Berliner Krankenhäusern, wurden wegen postoperativer oder posttraumatischer Komplikationen von
den Stationen des Hauses verlegt oder nach einem schweren Un-
fall direkt aufgenommen. Von den 2.896 Patienten waren 533, d.
h. 18,4%, Alterspatienten. Hiervon sind 146 Kranke verstorben,
was einer Letalität von 27,4% entspricht.

Mit der Intensivtherapie versuchen wir, weitgehend unabhängig
von den auslösenden Faktoren die Elementarfunktionen Atmung,
Kreislauf, Stoffwechsel, Nierenfunktion und Temperaturregulation zu erhalten, wiederherzustellen oder sie vorübergehend
zu ersetzen. Etwa 1/3 der Alterspatienten wurden wegen einer
vorhandenen oder unmittelbar drohenden Störung einer oder mehrerer Vitalfunktionen aufgenommen. Hierzu gehören alle Patienten, bei denen im Zusammenhang mit Operationen und Traumen
schwerwiegende chirurgische oder nicht-chirurgische Komplikationen auftraten, alle Patienten mit einer akuten massiven
Oesophagusvaricen-Blutung oder Patienten, die unter dem Bild
eines akuten Abdomens aufgenommen wurden, sowie Kranke, die
relaparotomiert werden mußten.

Zwischen Intensivtherapie und Intensivüberwachung bestehen
fließende Übergänge. Durch ihre apparativ-technische Einrich-
tung, ihre personelle Besetzung, ihre enge Zusammenarbeit mit
einem Labor bietet jede Intensivpflegeeinheit besonders gefährdeten Patienten ein Höchstmaß an Überwachung, an pflege-
rischer und ärztlicher Betreuung und an therapeutischen Möglichkeiten zur Vermeidung postoperativer und posttraumatischer
Komplikationen. Aus diesem Grunde wurden die übrigen 2/3 unserer Alterspatienten nach operativen Eingriffen und Unfällen

Tabelle 1. Letalität der Alterspatienten in Abhängigkeit von der Art des Eingriffs

Autoren	Patienten-zahl	Alters-gruppe	Krankengut	Leta-lität %
v.Bramann	910		Allgemeinanaesthesie	16,5
und Herold,	145	über 80 J.	Schenkelhalsnagelung	16,5
1969	143		Abd.-chirurgie oder Notein-griffe	42,6
Cogbill,1967	223		Gesamtkrankengut	20,6
	163	über 65 J.	Elektive Abdominalchirurgie	17,8
	56		Noteingriffe (Abdomen)	23,2
Gattiker und				
Paldakis,1969	1684		Gesamtpatientengut	9,1
	215	über 70 J.	HNO-Augen-Kieferklinik	O
	1051		Chirurgische Kliniken	12,3
Helm und	1345		Gesamtpatientengut	12,O
Mitarbeiter,	121	über 70 J.	Hernienradikaloperation	O,8
1969	23		Dünndarmresektion	58,O
Holder und	1768	über 70 J.	Gesamtpatientengut	28,1
Mitarbeiter,	146	über 60 J.	Magenresektion	19,2
1969 ohne Angaben		über 60 J.	Pneumonektomien	42,1
Lehmann	327		Intensivbehandlungspat.	60,9
1969	120	über 65 J.	Postop.Komplikationen	40,8
	103		Schädelhirntraumen	86,4
Marshall und	443		Gesamtoperationsgut	22,O
Fahey, 1964	380	über 80 J.	Extraabdom.Operationen	16,3
	126		Abdominalchirurgie	26,9
Mayrhofer und	126		Gesamtoperationsgut	13,6
Mitarbeiter	20	über 80 J.	Abdominalchirurgie	10,O
1969	62		Schenkelhalsnagelung	22,5
Pulver und	450		Gesamtoperationsgut	33,O
Otten, 1969	25	über 80 J.	Mammacarcinom	12,O
	23		Durchblutungsstörungen d. Extremitäten	57,O
Tempel und	533		Pat.d.operat.Intensivpflege-station	27,3
Mitarbeiter,		über 70 J.		
1972	38		Abd.-sacrale Rektumamput.	10,5
	57		Akutes Abdomen	30,3

Tabelle 2. Operatives Krankengut im Klinikum Steglitz der Freien Universität Berlin vom 1. März 1969 bis zum 29. Februar 1972.

Gesamtpatientenzahl	26828		
davon Intensivpflegepatienten	2896	=	10,8%
davon Alterspatienten	533	=	18,4%
davon verstorben	146	=	27,4%

mit einem größeren Gefährdungsgrad oder beim Vorliegen komplizierender Begleiterkrankungen zunächst auf die operative Inten-
sivpflegestation als Intensiv-Überwachungspatienten übernommen.
Von den insgesamt aufgenommenen 533 Alterspatienten konnten innerhalb von 4 Tagen 248 Kranke, d.h. rund 45%, auf eine Allge-
meinstation verlegt werden. 78 Patienten verstarben im gleichen
Zeitraum, was - bezogen auf die Gesamtzahl der Verstorbenen -
53,3% entspricht. Von den auf der Station verstorbenen Patienten waren 48,6% primär wegen einer lebensbedrohlichen Störung
einer oder mehrerer Vitalfunktionen aufgenommen worden, während
es sich bei einem praktisch gleich großen Prozentsatz an Verstorbenen um Intensivüberwachungs-Patienten gehandelt hat. Von
den 146 verstorbenen Patienten gehörten 71 zur Gruppe der Inten-
sivpflegepatienten, was einer Letalität von 41,2% entspricht.
Die Letalität bei den Intensivüberwachungs-Patienten lag mit
20,5% deutlich niedriger.

Die Gesamtletalität aller auf der operativen Intensivstation
aufgenommenen Patienten lag bei 16,6%. Tabelle 3 enthält diese
Patienten aufgeschlüsselt nach verschiedenen Altersgruppen,
und dabei zeigt sich die mit 5,9% geringste Letalität bei den
10- bis 30-Jährigen, während die extremen Altersgruppen, d.h.
die Säuglinge mit 36,1% und die Alterspatienten mit 27,4%, eine
deutlich höhere Letalität aufweisen.

Tabelle 3. Letalität in der operativen Intensivpflege bei Patienten verschiedener Altersgruppen

Alter	Patientenzahl	Letalität	
		absolut	prozentual
1T- 12 M	130	47	36,1
1J - 10J	144	11	7,8
11J - 30J	234	14	5,9
31J - 50J	547	54	9,9
51J - 70J	1308	221	16,8
über 70J	533	146	27,4

Auch diese Tatsache rechtfertigt die anfangs etwas willkürlich
erscheinende Abgrenzung einer umschriebenen Patientengruppe
durch das Lebensalter. Außerdem deutet sie darauf hin, daß die
Alterspatienten durch Operationen und Traumen und deren Folgen
im Vergleich zu jüngeren Patienten einem wesentlich höheren Risiko unterworfen sind (1,3,13,21,25). Um zu prüfen, ob diese
Feststellungen generell für den Alterspatienten zutreffen, oder
ob sie nur mit Einschränkungen Gültigkeit haben und welche Faktoren hierbei gegebenenfalls von Bedeutung sind, haben wir unser
Krankengut in Gruppen aufgeteilt und nach verschiedenen Ge-
sichtspunkten hin untersucht.
Zunächst wurde geprüft, ob die Dauer der Operation die Letalität
beeinflußt. Ebenso wie GATTIKER und PALDAKIS (3) konnten wir
keinen Zusammenhang zwischen beiden Größen finden, da wir gerade bei Patienten der HNO und Kieferchirurgie, die sehr lang-
dauernden Operationen unterzogen worden waren, die geringste

Letalität fanden. - Die Narkose wurde bei allen Alterspatienten
mit einem Thio-Barbiturat eingeleitet. Nach Gabe von Succinyl-
Cholin wurde intubiert und kontrolliert manuell oder maschinell
beatmet. Einem Lachgas-Sauerstoff-Gemisch im Verhältnis 2:1 wurde nach Wirkung Halothan[R] in einer Konzentration von 0,3-1
vol% zur Aufrechterhaltung der Narkose hinzugefügt. Die weitere
Relaxation erfolgte durch Gabe eines nicht depolarisierenden
Muskelrelaxans. Da diese geschilderte Narkosetechnik bei allen
Alterspatienten zur Anwendung kam, läßt sich eine unterschiedliche Beeinflussung der Letalität bei den verschiedenen operativen Eingriffen von dem angewandten Verfahren ebenfalls vernei-
nen. Im Gegensatz dazu besteht sicherlich ein eindeutiger Zusammenhang zwischen der Letalitätsrate und der Art und der Lokalisation des Eingriffs (3,4,5,14,17,24). Während Operationen im
HNO-Bereich, kieferchirurgische oder ophthalmologische Eingriffe, ebenso wie Operationen in der Urologie und der Gynäkologie
eine niedrige Letalität aufweisen, zeigen bauchchirurgische Eingriffe eine deutlich höhere Sterblichkeitsrate. Von den elektiven Operationen im Bauchraum haben die Cardiaresektionen, die
Gastrektomien und die Eingriffe an den Gallenwegen, die mit
einer Verschluß-Symptomatik einhergehen, eine auffallend hohe
Letalität von etwa 35%. Für diese hohe Letalität nach Gastrektomien und Cardiaresektionen sind die besonderen anatomischen
Verhältnisse am Ort des Eingriffs und die damit zusammenhängen-
den operationstechnischen Probleme mit der Gefahr der Anasto-
mosen-Insuffizienz und der durch das Grundleiden schlechte Allgemeinzustand verantwortlich zu machen (9,27). Nach Meinung
verschiedener Autoren kommt dem physiologischen Alterungsprozeß,
der mit einer Einschränkung der Leistungsreserven einhergeht,
und dem Vorhandensein komplizierender Begleiterkrankungen eine
die Letalitätsrate belastende Bedeutung zu (1,2,7,8,13,23,25).
Um zu klären,inwieweit Unterschiede in der Überlebensrate zwischen verschiedenen Altersgruppen bestehen, haben wir nach Cardiaresektionen und Gastrektomien die Letalität bei Patienten
über und unter 70 Jahren verglichen. Die Letalität betrug in
einer Gruppe von 46 Patienten unter 70 Jahren 14 Patienten
davon waren weniger als 60 Jahre alt 28,2%, und bei den über
70-Jährigen 33,3%. Diese erstaunlich geringe Differenz ist zunächst zweifellos überraschend und läßt nach Krankheitsverlauf
und Todesursachen in beiden Gruppen fragen. Von den verstorbenen 13 Patienten der unter 70-Jährigen hatten 7 eine Nahtinsuffizienz. Bei 2 Patienten führte ein septischer Schock im An-
schluß an eine Relaparotomie zum Tode. Bei einem weiteren Patienten kam es nach einer Rethorakotomie wegen Nachblutung zur
respiratorischen Insuffizienz, d.h. in 10 von 13 Fällen führten primär chirurgische Komplikationen zum Tode. In der Gruppe
der über 70-Jährigen verstarben 6 Patienten, davon 2 an einer
Nahtinsuffizienz, während bei den übrigen 4 nicht-chirurgische
Komplikationen schon in den ersten postoperativen Tagen zum le-
talen Ausgang führten.

Während die Letalität bei Patienten, die wegen eines Verschluß-
Ikterus laparotomiert wurden, bei 36,8% lag, betrug sie bei Eingriffen an den Gallenwegen ohne Ikterus 17,8%. Die doppelt so
hohe Letalität der ersten Patientengruppe kann darauf zurückgeführt werden, daß es sich hierbei fast ausschließlich um Carci-
nom-Kranke handelte, bei denen eine nicht ganz eindeutige Symptomatik zu einer längeren konservativen Behandlung geführt hat.
Zwangsläufig lag damit ein fortgeschrittenes Leiden vor, das

einerseits ein aktives chirurgisches Eingreifen dringend erforderlich machte, andererseits aber im Hinblick auf das Grundleiden häufig nur ein palliatives Vorgehen erlaubte. Die übrige elektive Abdominalchirurgie zeigte eine unterschiedlich hohe Letalität. Während von 48 Patienten nach Magenresektionen 12 Kranke verstarben, was einer Letalität von 25% entspricht, lag die Letalität in einer Gruppe von 54 Darmoperationen bei 14,8% und betrug bei 38 Fällen abdominosakraler Rectumamputation 7,8%. Hieraus läßt sich ersehen, daß das Operationsrisiko bei Eingriffen am Magen wesentlich höher ist als bei Operationen am übrigen Intestinaltrakt und daß von den Eingriffen am Darm die abdominosakrale Rectumamputation die niedrigste Letalität aufweist. Die hohe Letalität nach Magenresektionen hat sicherlich verschiedene Ursachen. Auffallend ist jedoch, daß in 7 von 11 Obduktionen ausgedehnte konfluierende Bronchopneumonien für den Tod des Patienten verantwortlich gemacht werden konnten. Sicherlich ist die Häufung der respiratorischen Komplikation gerade nach Magenresektionen auf eine stärkere Beeinträchtigung der Ventilation zurückzuführen, die in Kombination mit den altersbedingten Lungenveränderungen sich besonders nachteilig auswirkt (13). Sieht man einmal von den Gastrektomien und Cardiaresektionen und von den mit einer Verschluß-Symptomatik einhergehenden Gallenwegserkrankungen ab, deren besondere Problematik wir oben ausführlich geschildert haben, dann zeigt unser Krankengut, daß zwischen der elektiven Abdominalchirurgie und den Noteingriffen im Bauchraum eine deutliche Differenz in der Letalitästrate besteht, worauf auch schon andere Autoren hingewiesen haben (4,5,7,11,14,17). Unter der Diagnose akutes Abdomen haben wir Patienten zusammengefaßt, die wegen einer Perforation mit Peritonitis, einer länger bestehenden, konservativ nicht beherrschbaren Blutung mit Schocksymptomatik oder wegen eines kompletten Passagehindernisses im Intestinaltrakt laparotomiert werden mußten.Die besondere Problematik dieser Patientengruppe bestand darin, daß trotz der Schwere des vorliegenden Krankheitsbildes für diagnostische und therapeutische Maßnahmen im Rahmen der Operationsvorbereitung kein oder nur ein sehr befristeter Zeitraum zur Verfügung stand. Da außerdem die für den bisherigen Krankheitsablauf verantwortliche Grunderkrankung nach wie vor weiterbestand, konnten alle präoperativ eingeleiteten therapeutischen Maßnahmen nur korrigierend aber nicht normalisierend wirksam werden. Durch die chirurgische Intervention gelingt es zwar, die auslösende Ursache, nicht aber gleichzeitig deren Folgen zu beseitigen, was die im Vergleich zu geplanten bauchchirurgischen Eingriffen hohe Letalität erklärt.

Nahtinsuffizienz und Peritonitis, Ileus, Platzbauch oder eine Nachblutung machten bei mehreren Patienten eine Relaparotomie notwendig. Die noch höhere Letalität in dieser Gruppe im Vergleich zu der des akuten Abdomes ist darauf zurückzuführen,daß zu der oben angedeuteten Problematik eines Noteingriffes noch die zusätzliche Belastung durch eine zweite Operation und häufig auch ein septisches Geschehen kommt. Von den 47 Patienten, die wegen einer nicht-chirurgischen Komplikation aus einer operativen Abteilung zu uns verlegt worden waren, verstarben 27, was einer Letalität von 57,4% entspricht. Hierbei handelt es sich um Beatmungspatienten, Patienten mit einem akuten Nierenversagen, einer Sepsis, schweren Störungen des Wasser-, Elektrolyt- und Säure-Basen-Haushaltes. Außerdem gehören hierzu Patien-

Tabelle 4. Zusammenstellung des eigenen Krankengutes.Aufschlüsselung nach Grundkrankheiten, Art des Eingriffs oder aufgetretener Komplikationen

Krankengut	Patientenzahl	Letalität Zahl	Prozent
Magenresektionen	48	12	25
Cardiaresektionen Gastrektomien	18	6	33,3
Gallenwegschirurgie mit Ikterus	19	7	36,8
Gallenwegschirurgie ohne Ikterus	39	7	17,8
Darmoperationen	54	8	14,8
abd.-sacrale Rectumamputation	38	3	7,8
Embolektomien	20	3	15
Gefäßchirurgie	32	7	21,8
Oesophagusvarizenblutg. (Konserv.)	2	1	50
Shuntoperationen	9	4	44,4
Sonstige chirurgische Eingriffe	31	3	9,6
Frakturen	11	2	18,2
Polytrauma,Verbrennung	13	8	61,5
Neurochirurgie	16	4	25
Gynaekologie,Urologie,HNO Augen-, Kieferchirurgie	35	1	2,8
Akutes Abdomen	57	23	40,3
Relaparotomien	25	15	60
Chirurgische Komplikationen	19	5	26,4
Nichtchirurg.Komplikationen	47	27	57,4

ten mit Bewußtlosigkeit und Verwirrtheitszuständen unterschiedlicher Genese, wie z.B. Kranke mit Encephalopathie nach portocavalem Shunt, mit Lebercoma, Lactatacidose unter hoher parenteraler Kohlenhydratzufuhr und mit fortgeschrittenem Delirium tremens.

In der Tabelle 4 haben wir unter dem Begriff chirurgische Komplikationen die Patienten zusammengefaßt, bei denen in unmittelbarem Zusammenhang mit dem Eingriff so schwerwiegende Komplikationen auftraten, daß eine Verlegung auf die Intensivstation zur konservativen Weiterbehandlung notwendig wurde. Im einzelnen handelte es sich um Patienten mit einer schweren Pancreatitis, Enterocolitis oder Magenatonie sowie um Kranke mit einer mechanischen Behinderung der Atmung bei Recurrensparese nach Strumektomie. Außerdem gehören in diese Gruppe Patienten mit einem paralytischen Ileus und einer umschriebenen Peritonitis, insbesondere nach Eingriffen am Dickdarm. Von 19 Patienten dieser Gruppe verstarben 5, was einer Letalität von 26,4% entspricht.

Die Haupttodesursache in unserem Krankengut waren die kardiovaskuläre und die respiratorische Insuffizienz. Um festzustellen, welcher pathologisch-anatonomische Befund dem zugrunde lag und welche Begleiterkrankungen vorlagen, haben wir 98 Sektionsprotokolle unserer Alterspatienten ausgewertet (Tabelle 5).

Tabelle 5. Pathologisch - anatomische Diagnosen und deren Häufigkeit.Auswertung von 98 Sektionsprotokollen über 70-Jähriger Patienten

Path.anat. Diagnosen	Häufigkeit in % bezogen auf:	
	Gesamtdiagnosen-zahl	Patienten-zahl
Herzinsuffizienz	19,3	44,8
Pneumonie	14,9	34,6
Periph.Kreislaufversagen	11,4	25,5
Peritonitis	10,1	23,4
Koronarsklerose,Herzinfarkt	5,7	13,2
Arteriosklerose	3,5	8,1
Ileus	3,5	8,1
Lebercirrhose	3,5	8,1
Pankreasnekrose	3,1	7,1
Nicht diagnostiz. Carcinom	3,1	7,1
Kachexie	2,6	6,1
Sonstige	18,5	42,8

Dabei wurden beim Einzelpatienten in der Regel mehrere pathologisch-anatomische Diagnosen gestellt. Durch deren Addition ergab sich eine Gesamtdiagnosenzahl von 229. Die prozentuale Häufigkeit jeder Einzeldiagnose bezogen auf die Gesamtdiagnosenzahl ist in Spalte 2 der Tabelle aufgezeichnet, die prozentuale Häufigkeit bezogen auf die Patientenzahl in Spalte 3.
Die Reihenfolge der pathologisch-anatomischen Diagnosen in der Tabelle ergibt sich aus der Häufigkeit ihres Auftretens und zeigt, daß Herzinsuffizienz, Pneumonie, peripheres Kreislaufversagen und Peritonitis weitaus dominieren. Dabei stützt sich die Diagnose Herzinsuffizienz auf den pathologisch-anatomischen Befund einer Myodegeneration cordis, einer Dilatation und Hypertrophie eines oder beider Ventrikel, einer Endokarditis oder eines Lungenödems. Die Diagnose peripheres Kreislaufversagen war in der Regel gekoppelt mit dem pathologisch-anatomischen Befund einer Peritonitis und entsprach in fast allen Fällen dem klinischen Bild des septischen Schocks.

Zusammenfassung

Die Auswertung unseres Krankengutes hat gezeigt, daß es gerecht-
fertigt ist, Alterspatienten als besondere Patientengruppe zu-
sammenzufassen. Im Zusammenhang mit operativen Eingriffen und
Traumen sind sie im Vergleich zu jüngeren Patienten generell
einem größeren Risiko unterworfen, was sich in einer erhöhten
Letalität ausdrückt. Daß Alterspatienten beim Vorliegen vita-
ler Störungen lebenswichtiger Funktionen einer Intensivtherapie zu unterziehen sind, bedarf keiner Erläuterungen. Patienten bei denen durch das Vorliegen komplizierender Begleiterkrankungen oder durch die Art des Eingriffs vermehrt mit Komplikationen zu rechnen war, wurden als Intensivüberwachungs-Patienten aufgenommen. Die Letalität in dieser Patientengruppe lag bei
20,5%. Eine Aufschlüsselung dieses Krankengutes ergab jedoch in
Abhängigkeit von Art und Lokalisation der Operation Unterschiede hinsichtlich der Letalität. Eingriffe in der Gynäkologie und
Urologie sowie Eingriffe an Kopf und Hals, mit Ausnahme von
neurochirurgischen Operationen, haben eine niedrige Letalität.
Aus diesem Grunde besteht für diese Patienten in der Regel keine Notwendigkeit zur Intensivüberwachung. Bauchchirurgische Eingriffe zeigen eine unterschiedlich hohe Letalität. Während die
Sterblichkeit der abdominosakralen Rectumamputation unter 10%
liegt, beträgt sie bei der Magenresektion über 25% und ist zum
überwiegenden Teil Folge respiratorischer Komplikationen. Da
sich bei den Oberbaucheingriffen eine stärkere Beeinträchtigung
der Ventilation ungünstig mit den altersbedingten Lungenveränderungen kombiniert, ist für diese Patienten eine intensive
atemgymnastische Operationsvorbereitung zu fordern. Das akute
Abdomen ist mit einer Letalität von 40% belastet. Deshalb sollte beim Vorliegen der entsprechenden Erkrankung in jedem Fall
geprüft werden, ob der Patient nicht frühzeitig einem geplanten Eingriff zugeführt werden soll.

Literatur

1. BECKER, Th.: Alternsforschung und Chirurgie. Z.Alterns-
        forsch. 21,93 (1968).
2. BENKE, A.: Geriatrische Anaesthesie. In: Anaesthesie in
        extremen Altersklassen. Anaesth. und Wiederbelebg. 47,
        108 (1970).
3. BERGMANN, H.: Die derzeitige Stellung der Lokalanaesthesie.
        In: Anaesthesie in extremen Altersklassen. Anaesth. und
        Wiederbelebg. 47, 219 (1970).
4. BONUS, R.L., DORSEY, J.M.: Major surgery in the aged pa-
        tient. Arch.Surg. 90, 95 (1965).
5. v.BRAMANN, H., HEROLD, G.: Die postoperative Früh- und
        Spätmortalität bei über 80jährigen. In: Anaesthesie
        in extremen Altersklassen. Anaesth. und Wiederbelebg.
        47, 157 (1970).
6. BRÜCKNER, J.B., GETHMANN, J.W., HALDEMANN, G., SCHMITZ-
        WIRSIG, Ch.: Prä- und postoperative intermittierende
        assistierte Spontanatmung - eine Methode zur Verhütung
        und Behandlung der inkompletten respiratorischen In-
        suffizienz nach Eingriffen im höheren Lebensalter.
        In: Anaesthesie in extremen Altersklassen. Anaesth.
        und Wiederbelebg. 47, 180 (1970).

7. COGBILL, Ch.L.: Operation in the aged. Arch.Surg. <u>94</u>, 202
   (1967).
8. GATTIKER, R., PALDAKIS, E.: Neuere Erfahrungen in der Anaesthesie bei alten Patienten an den Züricher Universi-
   tätskliniken. Helv.chir.Acta <u>36</u>, 280 (1969).
9. HÄRING, R., ECKART, J., JOHN, St., de PENA PEREZ,R., STALL-
   KAMP, B., TUNG, L.C., WALDSCHMIDT, J.: Die Nahtinsuffizienz der oesophagealen Anastomose nach Gastrektomie
   und Kardiaresektion. Langenbecks Arch.Chir. <u>328</u>, 295
   (1971).
10. HAUCK, W.: Prä-intra- und postoperative Veränderungen des
    arteriellen Sauerstoffdruckes beim alten Menschen. In:
    Anaesthesie in extremen Altersklassen. Anaesth. und
    Wiederbelebg. <u>47</u>, 193 (1970).
11. HAUG, C.A., DALE, W.A.: Major surgery in old people. Arch.
    Surg. <u>64</u>, 421 (1952).
12. HEIM, U., LANG, R., NUSSBAUMER, A., PETER, M.Y., RAMSER,
    O.: Alterschirurgie am Bezirksspital. Schweiz.med.
    Wschr. <u>99</u>, 169 (1969).
13. HERZOG, H.: Die Überwachung der Lungenfunktion bei Opera-
    tionen im Alter. Schweiz.med.Wschr. <u>92</u>, 1464 (1962).
14. HOLDER, E., GRIMSEHL, H., BAUER, M., FLICK,P.: Heutige Mög-
    lichkeiten in der Alterschirurgie. Therapiewoche <u>42</u>,
    2026 (1969).
15. LEHMANN, Ch.: Intensivbehandlung beim älteren Patienten.
    In:: Intensivbehandlung und ihre Grenzen. Anaesth. und
    Wiederbelebg. <u>55</u>, 28 (1971).
16. LORKAN, P.H.: Surgery and anesthesia in the octogenarian.
    Amer.J.Surg. <u>114</u>, 665 (1967).
17. MARSHALL, W.H., FAHEY, P.J.: Operative complications and
    mortality in patients over 80 years of age. Arch.Surg.
    <u>88</u>, 896 (1964).
18. MAYRHOFER, O., KREUZER, M., NIESSNER, G.: Grundprinzipien
    der Narkoseführung im Senium. In: Anaesthesie in extre-
    men Altersklassen. Anaesth. und Wiederbelebg. <u>47</u>, 101
    (1970).
19. MESSMER, B., ARMA,S., AKOVBIANTZ, A.: Die Lungenresektion
    beim älteren Patienten. Helv.chir.Acta <u>36</u>, 255 (1969).
20. MUNTEANU, S., REINHARDT, T.: Erfahrungen bei der Anaesthe-
    sie alter Patienten in der Neurochirurgie. In: Anaesthe-
    sie in extremen Altersklassen. Anaesth. und Wiederbe-
    lebg. <u>47</u>, 131 (1970).
21. NISSEN, R.: Die Chirurgie des alternden Menschen. Internist
    <u>3</u>, 151 (1962).
22. ODUAH, M.: Verhalten des Serumspiegels von Hexobarbital und
    Thiopental beim alten Menschen. In: Anaesthesie in extre-
    men Altersklassen. Anaesth. und Wiederbelebg. <u>47</u>, 167
    (1970).
23. PICHLMAYER, J.: Besonderheiten der Anaesthesie beim altern-
    den Patienten. Z.Geront. <u>1</u>, 376 (1968).
24. PULVER, K.-G, OTTEN, M.: Die Allgemeinnarkose im Greisen-
    alter. In: Anaesthesie in extremen Altersklassen. Ana-
    esth. und Wiederbelebg. <u>47</u>, 114 (1970).
25. ROSSETTI, M.: Operationsrisiko bei intrathorakalen Eingrif-
    fen im höheren Alter. Helv.chir.Acta <u>36</u>, 251 (1969).
26. STOFFREGEN, J.: Narkose bei Risiko- und Alterspatienten.
    Therap. Berichte (BAYER) <u>40</u>, 106 (1968).

27. TEMPEL, G., ECKART,J., HÄRING, R., KEDENBURG, C.-P., DRAM-
    BURG, M.: Prae-intra- und postoperative Behandlung bei
    Gastrektomien und Kardiaresektionen. Langenbecks Arch.
    Chir. $\underline{328}$, 272 (1971).
28. WILDER, R.J., FISHBEIN, R.H.: Operative experience with pa-
    tients over 80 years of age- Surg.Gyn.Obst. $\underline{113}$, 206
    (1961).

ZUSAMMENFASSUNG

Der alte Mensch befindet sich häufig körperlich, geistig und
seelisch in einem labilen Gleichgewicht. Kommt eine Erkrankung
und gar ein Krankenhausaufenthalt dazu, sind die Möglichkeiten
einer Kompensation schnell erschöpft. In der Klinik ergeben
sich eine Vielzahl von Problemen, da meist mehrere Krankheiten vorliegen (SCHUBERT). Um schnell die Haupterkrankung he-
rauszufinden, ist es wichtig, die im Alter häufigsten pathologischen Veränderungen und ihre Kombinationen zu erkennen. Bei
Diagnostik und Therapie muß man auch wissen, daß durch Fehlernährung einerseits, Resorptions- und Stoffwechselveränderungen
andererseits zusätzlich mit verschiedenen Mangelerscheinungen
zu rechnen ist. Besonders Patienten, die aus Heimen kommen,
haben oft einen Mangel an Eiweiß (NÖCKER, SWENDSEID), Vitaminen und Mineralien (SCHLETTWEIN-GSELL, HEINITZ), während einige Metallionen eher erhöht sein können. Dauernde zu hohe Zufuhr
von Kohlenhydraten und Fett ist die Ursache vieler im Alter auf-
tretender Erkrankungen (BRAUCH und HEPP). BERG faßt in seinem
Referat nochmals diese Kombination von Überangebot und Mangel-
ernährung zusammen und gibt Hinweise für eine sinnvolle Ernährung. Diese ist besonders wichtig, weil die biochemischen Altersveränderungen mit der Abnahme der Syntheseleistung einhergehen (BUDDECKE). Da das Durstgefühl beim alten Menschen nicht
mehr so ausgeprägt ist, andererseits durch Fehlernährung Na-
trium- und Kaliummangel entstehen kann, wird man zusätzlich zu
den organischen Erkrankungen mit den verschiedenen Formen der
Dehydratation konfrontiert und sieht sich so einer Polymorbidität gegenüber (DICK und DÖLP).

COPER und ROMMELSPACHER untersuchen die Ursachen der veränderten Pharmakokinetik beim alten Menschen. Sie machen gestörte
Resorption, längere Kreislaufzeit, niedrigere Körpertemperatur
und Enzymaktivität, sowie Veränderungen im Wasser-Elektrolyt-
und Säure-Basen-Haushalt dafür verantwortlich.

Bei den internen Notfällen stehen nach Untersuchungen von BAR-
TELS kardiovaskuläre Notfälle an erster Stelle, während die
Alterspatienten in der operativen Intensivtherapie vorwiegend
wegen respiratorischer Komplikationen behandelt werden müssen
(LEWANDOWSKI). Die Statistiken von TEMPEL und Mitarbeitern
zeigen deutlich, daß Alterspatienten bei Operationen mehr gefährdet sind als Jüngere. Außerdem ist die postoperative Mor-
bidität und Mortalität abhängig von Ort und Art des Eingriffs.
Die Kenntnis aller dieser Faktoren erleichtert die Diagnostik
ebenso wie Vorbehandlung und Vorbeugen von zu erwartenden Komplikationen.

Summary

The physical, mental, and psychic equilibrium of old people is
often precarious. Should they become ill and be obliged to en-
ter hospital, their ability to compensate is quickly exhausted.
In the hospital itself many problems arise, since in most cases
several diseases are present (SCHUBERT). In order to identify
the primary disease, it is important to be able to recognize
the most typical pathological changes of old age and their com-
binations. In diagnosing and treating old people, one must bear
in mind that various conditions of deficiency may also be present, due to both malnutrition and changes in resorption and
metabolism. Patients who come from institutions tend in particular to be deficient in protein (NÖCKER, SWENDSEID) vitamins,
and electrolytes (SCHLETTWEIN-GSELL, HEINITZ), while levels
of some metals may be elevated. Many deseases of old age are
due to a constant excess of carbohydrates and fats (BRAUCH and
HEPP). BERG's paper summarizes this combination of surplus and
malnutrition and gives some suggestions for a sensible diet. A
balanced diet is particularly important because the biochemical
changes of old age are accompanied by declining efficiency in
synthesis (BUDDECKE). The sensation of thirst is diminished
in the elderly and sodium and potassium deficiency can arise
from poor nutrition. Thus, various forms of dehydration may be
present in addition to organic disease and may lead to multiple
morbidity (DICK and DÖLP). COPER and ROMMELSPACHER investigated
the reasons for altered pharmacokinetics in the elderly: disturbed resorption, slower circulation, lowered body temperature,
and decreased enzyme activity, as well as changes in the water
electrolyte and acid base balance.
According to a study made by BARTELS, cardiovascular accidents
are the most frequent medical emergencies while elderly patients
in operative intensive care have to be treated mainly for res-
piratory complications (LEWANDOWSKI). Statistical evaluations
of TEMPEL and coworkers show clearly that elderly patients are
more at risk than younger ones during surgical procedures. In
addition, postoperative morbidity and mortality depend upon the
location and type of operation.

A knowledge of all these factors not only facilitates diagnosis,
it also assists in the pretreatment and prevention of likely
complications.

Anaesthesiology and Resuscitation · Anaesthesiologie und Wiederbelebung
Anesthésiologie et Réanimation